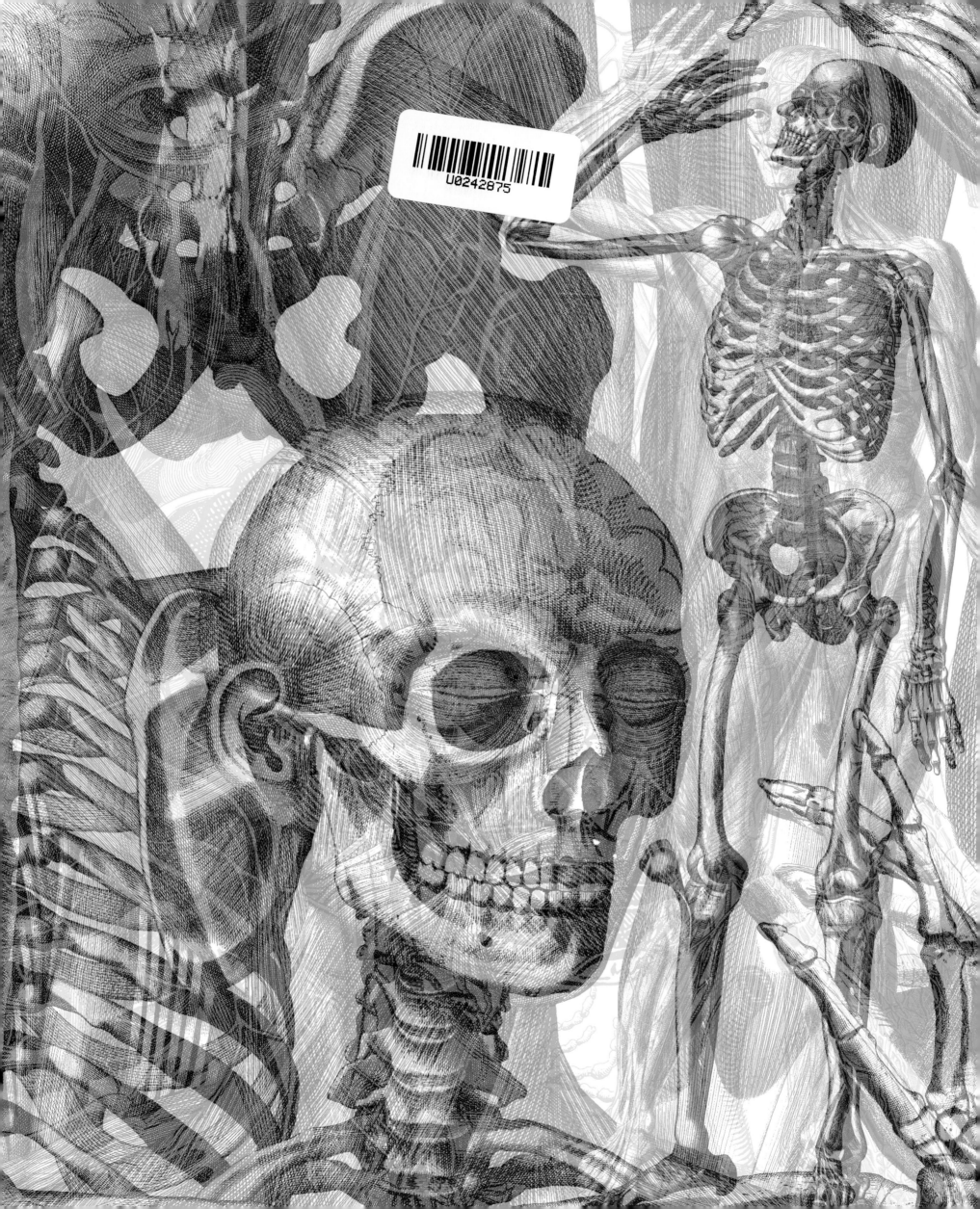

探秘人体

[英] 凯特·戴维斯 / 著　　[意] 卡诺维斯凯工作室 / 绘

陈宇飞 / 译

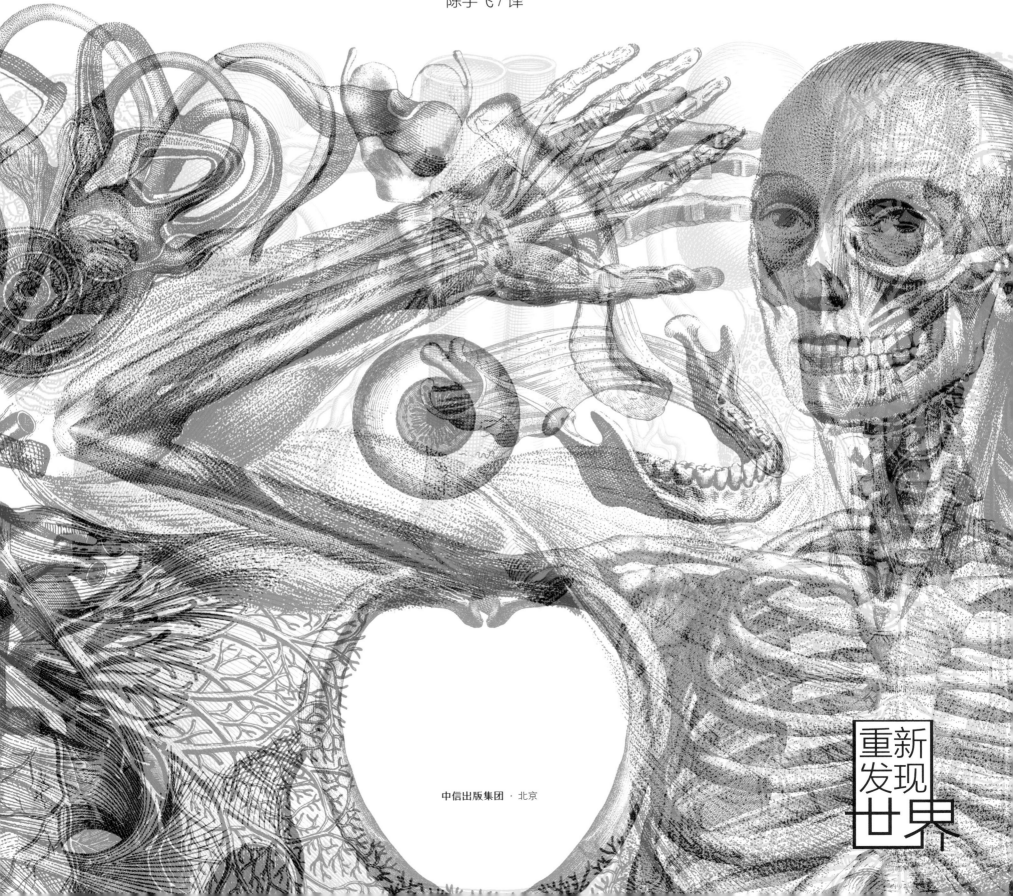

中信出版集团 · 北京

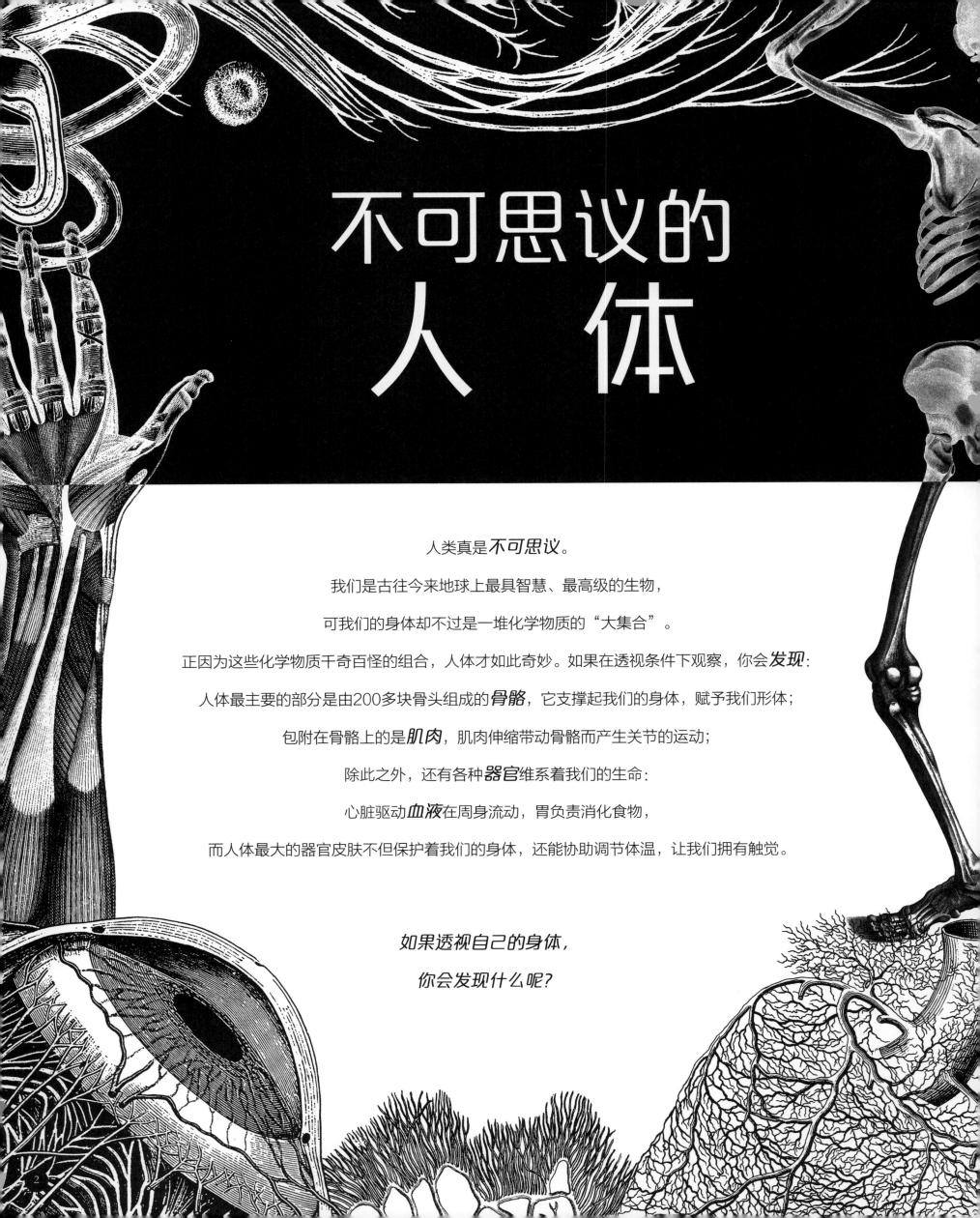

不可思议的人体

人类真是**不可思议**。

我们是古往今来地球上最具智慧、最高级的生物，

可我们的身体却不过是一堆化学物质的"大集合"。

正因为这些化学物质千奇百怪的组合，人体才如此奇妙。如果在透视条件下观察，你会**发现**：

人体最主要的部分是由200多块骨头组成的**骨骼**，它支撑起我们的身体，赋予我们形体；

包附在骨骼上的是**肌肉**，肌肉伸缩带动骨骼而产生关节的运动；

除此之外，还有各种**器官**维系着我们的生命：

心脏驱动**血液**在周身流动，胃负责消化食物，

而人体最大的器官皮肤不但保护着我们的身体，还能协助调节体温，让我们拥有触觉。

如果透视自己的身体，

你会发现什么呢？

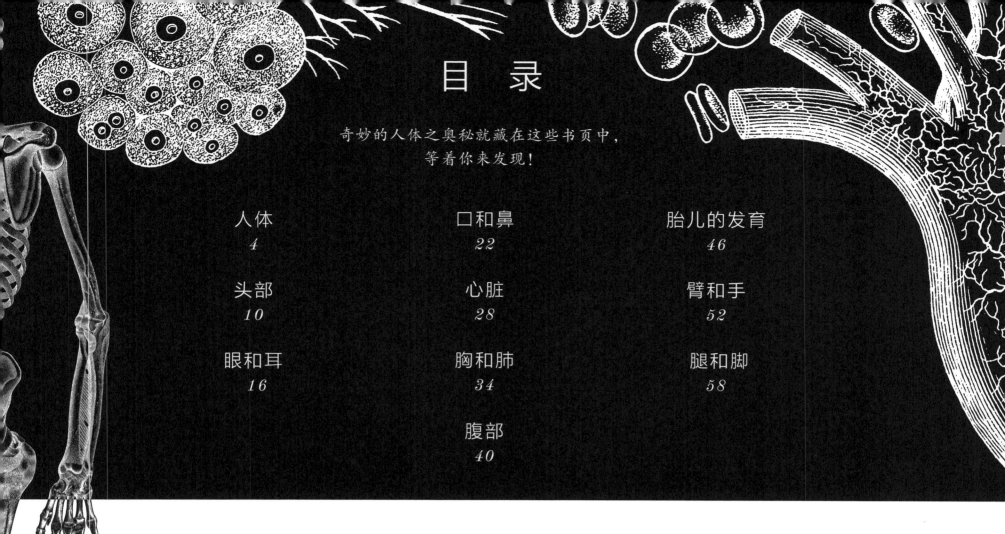

目 录

奇妙的人体之奥秘就藏在这些书页中，
等着你来发现！

人体
4

头部
10

眼和耳
16

口和鼻
22

心脏
28

胸和肺
34

腹部
40

胎儿的发育
46

臂和手
52

腿和脚
58

如 何 使 用 本 书

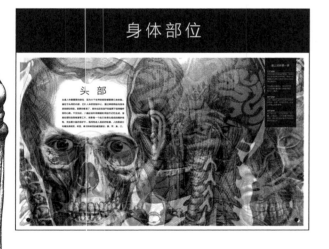

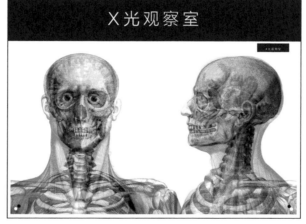

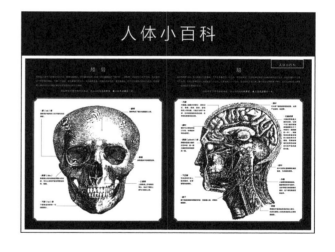

在**身体部位**页面，
可以迅速了解身体各部位的关键信息。

在**X光观察室**页面，
可以仔细研究人体的骨骼、肌肉和器官。

在**人体小百科**页面，
可以进一步了解各部位的工作原理。

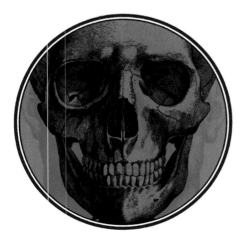

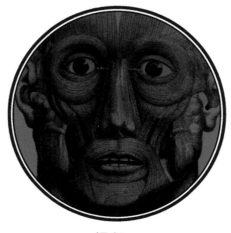

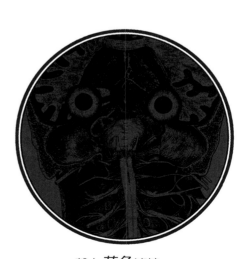

戴上**红色**滤镜，
可以观察赋予我们身形的骨骼。

戴上**绿色**滤镜，
可以观察协助我们运动的肌肉。

戴上**蓝色**滤镜，
可以观察各种器官和血液循环。

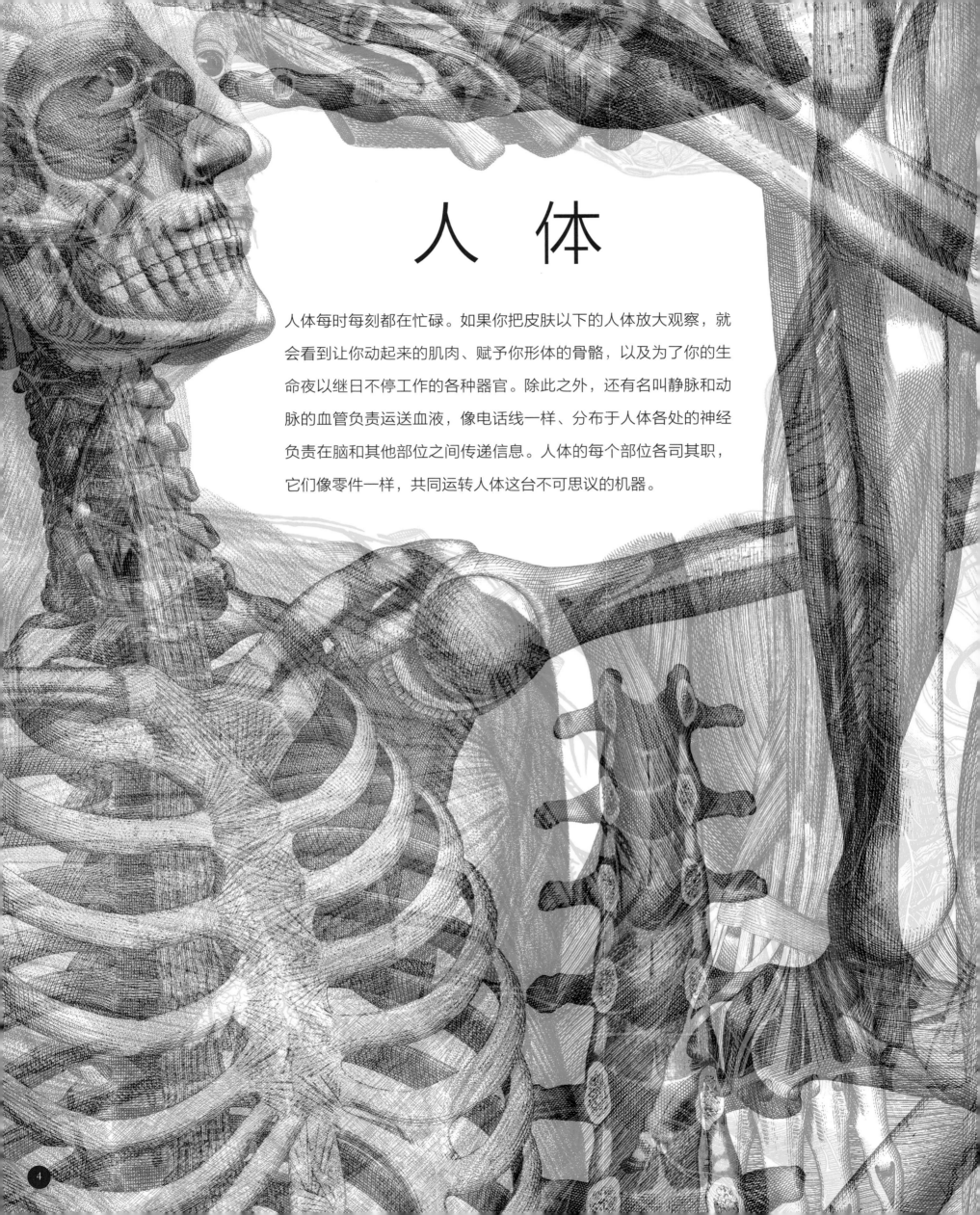

人体

人体每时每刻都在忙碌。如果你把皮肤以下的人体放大观察，就会看到让你动起来的肌肉、赋予你形体的骨骼，以及为了你的生命夜以继日不停工作的各种器官。除此之外，还有名叫静脉和动脉的血管负责运送血液，像电话线一样、分布于人体各处的神经负责在脑和其他部位之间传递信息。人体的每个部位各司其职，它们像零件一样，共同运转人体这台不可思议的机器。

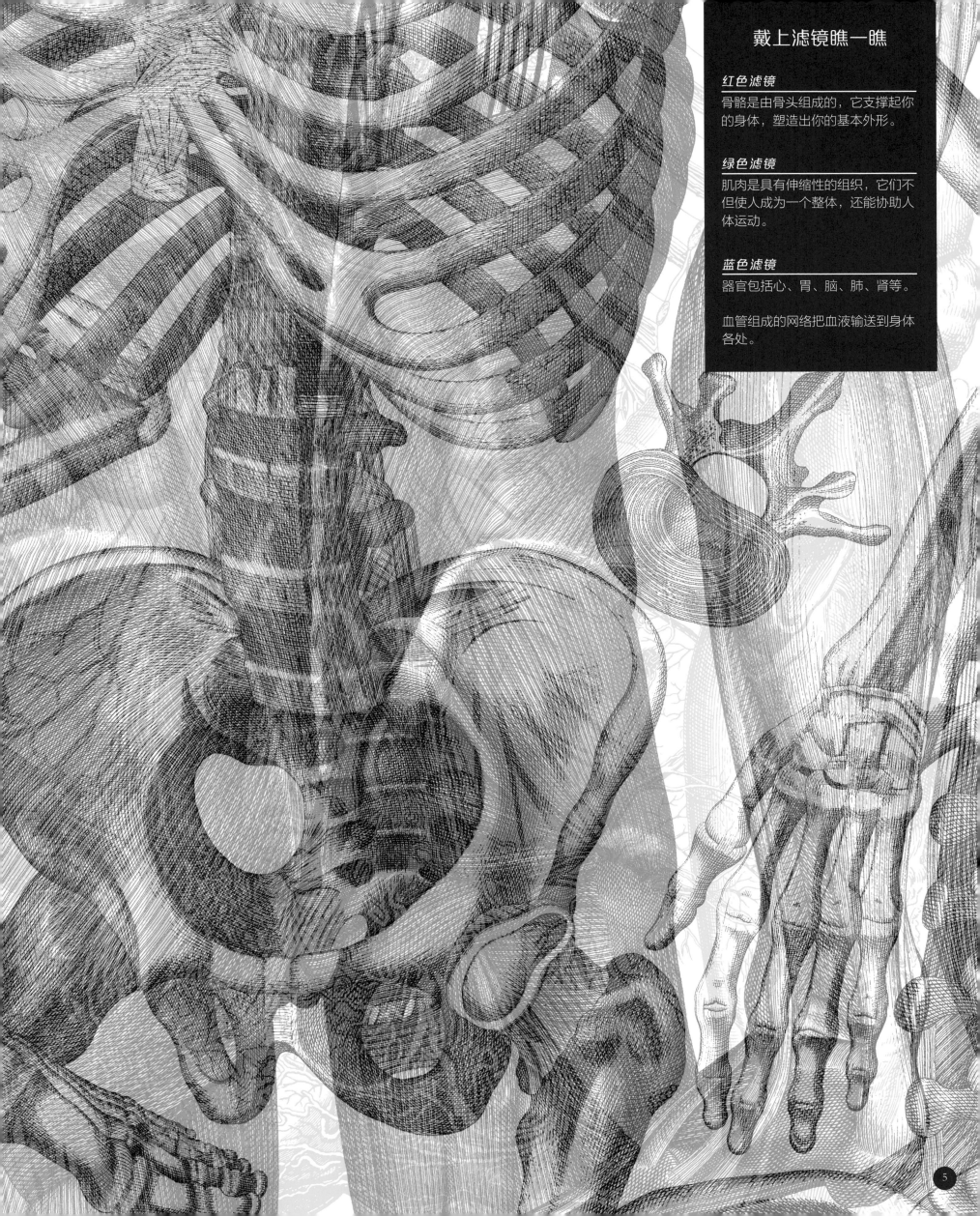

戴上滤镜瞧一瞧

红色滤镜

骨骼是由骨头组成的，它支撑起你的身体，塑造出你的基本外形。

绿色滤镜

肌肉是具有伸缩性的组织，它们不但使人成为一个整体，还能协助人体运动。

蓝色滤镜

器官包括心、胃、脑、肺、肾等。

血管组成的网络把血液输送到身体各处。

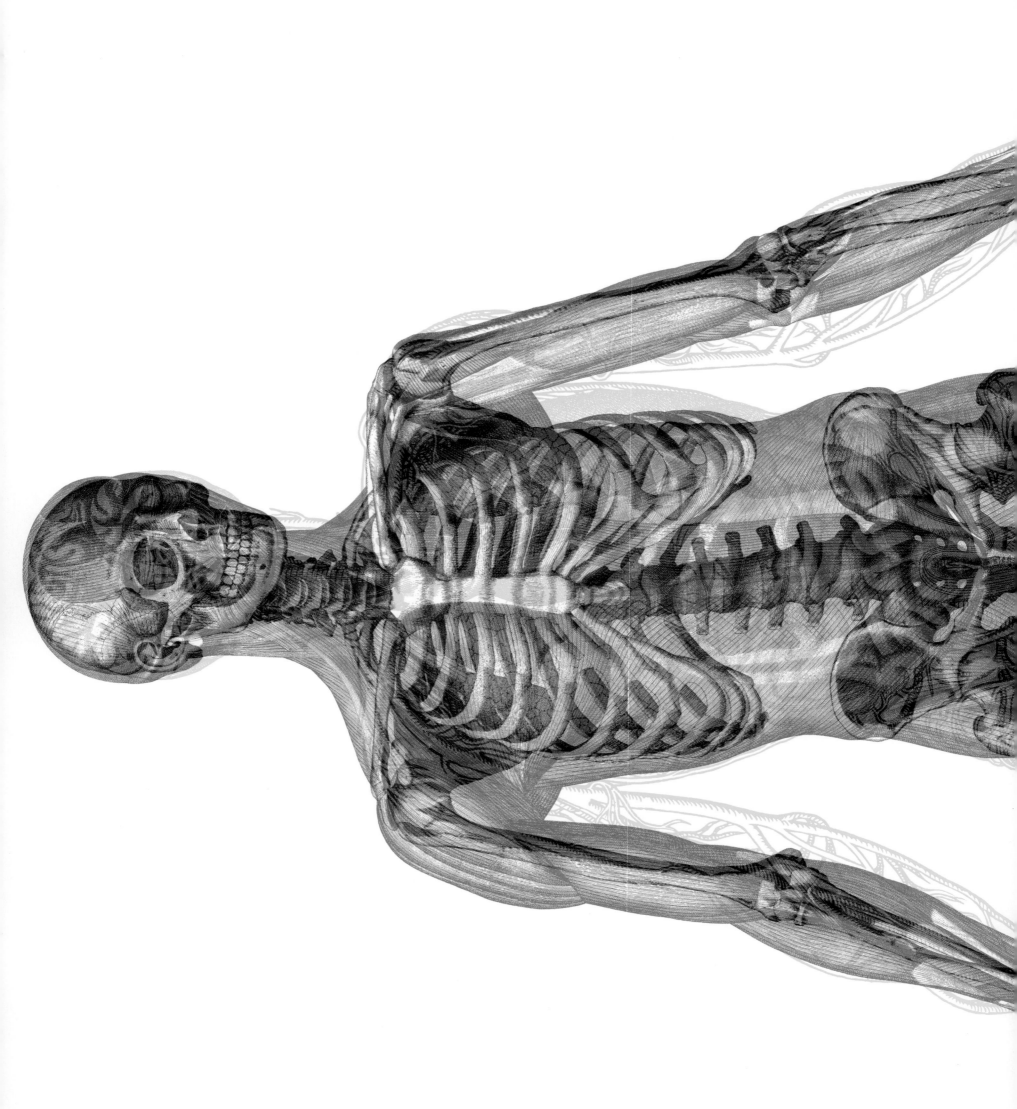

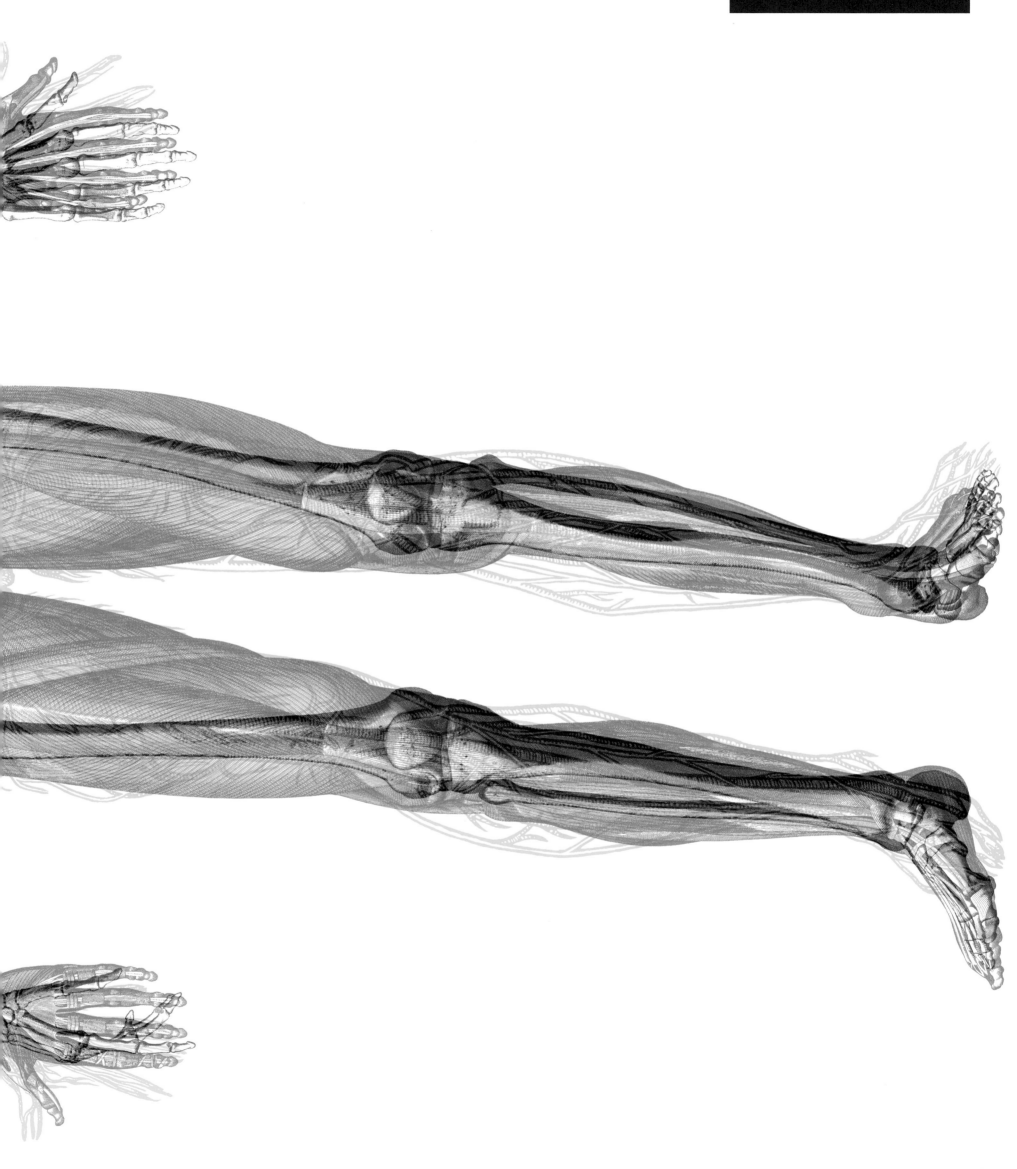

人出生时原本有300多块骨头，但随着年龄增长，有些骨头逐渐合在一起，所以成年人通常只有206块骨头。骨头十分坚硬，却又非常轻，它们既支撑着你的身体，协助你运动，还为你的内脏抵御着外界伤害。不过，骨头的功能可不止这些。比如，在胳膊和腿上狭长、中空的骨头里，还有一种叫骨髓的海绵状组织，那是造血的地方。血液中的细胞在人体内飞速穿行，一边帮助抵御疾病，一边把氧气送到需要的地方。

仔细研究下图中的人体骨骼，然后回到**X光观察室**，戴上红色滤镜看一看。

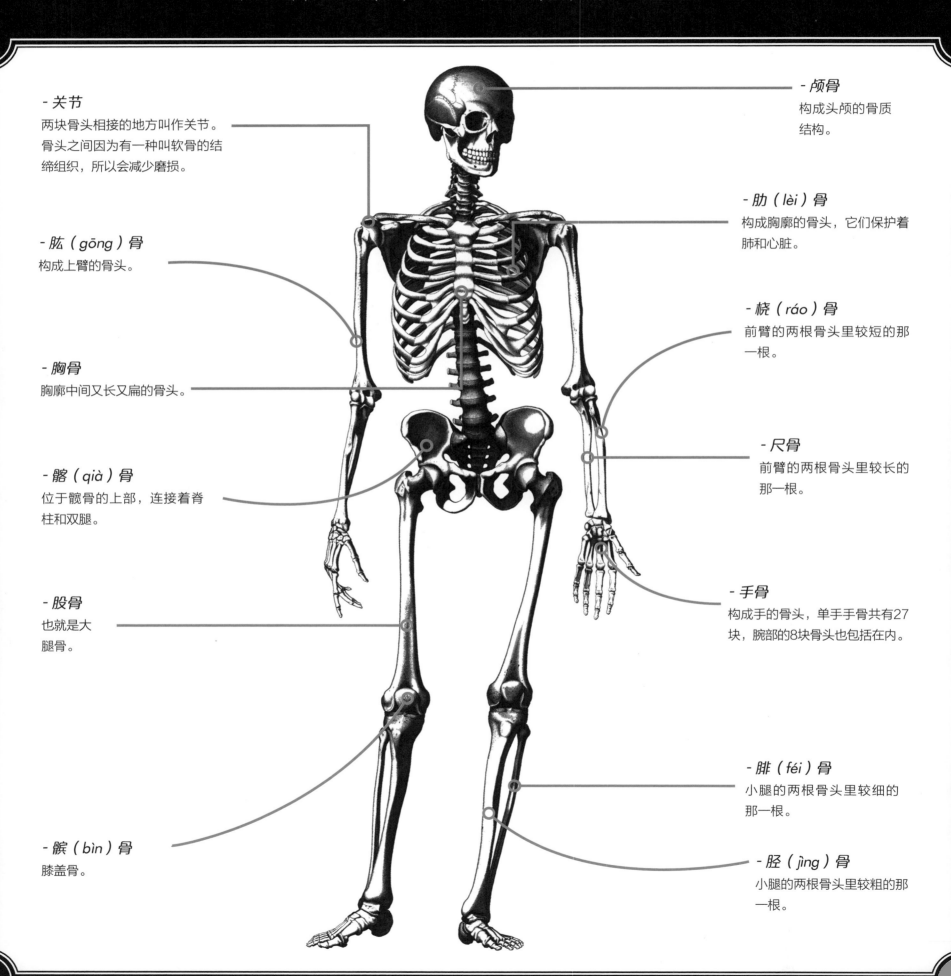

- *关节*
两块骨头相接的地方叫作关节。
骨头之间因为有一种叫软骨的结
缔组织，所以会减少磨损。

- *肱（gōng）骨*
构成上臂的骨头。

- *胸骨*
胸廓中间又长又扁的骨头。

- *髂（qià）骨*
位于髋骨的上部，连接着脊
柱和双腿。

- *股骨*
也就是大
腿骨。

- *髌（bìn）骨*
膝盖骨。

- *颅骨*
构成头颅的骨质
结构。

- *肋（lèi）骨*
构成胸廓的骨头，它们保护着
肺和心脏。

- *桡（ráo）骨*
前臂的两根骨头里较短的那
一根。

- *尺骨*
前臂的两根骨头里较长的
那一根。

- *手骨*
构成手的骨头，单手手骨共有27
块，腕部的8块骨头也包括在内。

- *腓（féi）骨*
小腿的两根骨头里较细的
那一根。

- *胫（jìng）骨*
小腿的两根骨头里较粗的那
一根。

你的身体里共有600多块肌肉，它们像皮筋一样富有弹性，骨骼肌总是成对工作：一块肌肉绷紧，拉动骨头运动，另一块肌肉就相应地松弛。下图展示的是受意识控制的肌肉，比如你踢球或拿笔时用到的肌肉，这些肌肉统称为骨骼肌。除此之外，人体的其他肌肉则存在于各个器官，它们不受人的意识控制，执行着在消化系统中运输食物或者向全身泵送血液等任务。

仔细研究下图中人体的肌肉，然后回到X光观察室，戴上**绿色滤镜**看一看。

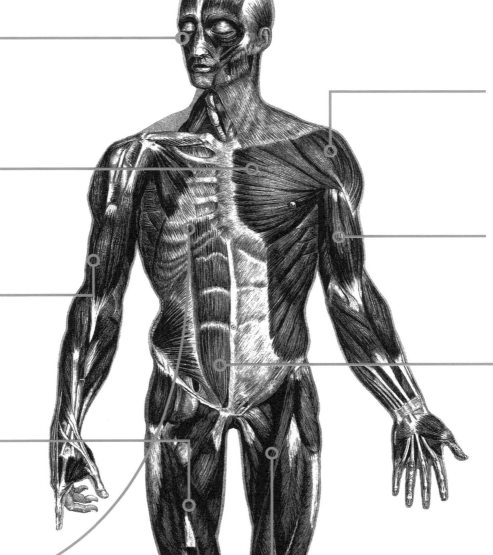

- 面肌

你的一颦一笑，还有说话、进食，都要靠这些肌肉的相互协作来实现。

- 胸大肌

胸前这两大块肌肉不仅可以牵拉肩关节运动，还和手臂从胸前向外伸展的动作息息相关。

- 肱三头肌

这块肌肉的作用是伸直胳膊。它和肱二头肌互相配合，控制胳膊的屈伸。

- 股四头肌

它是大腿前面大块的肌肉。

- 肋间肌

当你呼吸的时候，这些肌肉带动肋骨下降和上提，从而让空气进出肺部。

- 腓肠肌

小腿后面隆起的大块肌肉，是小腿上最大的两块肌肉之一。

- 三角肌

它是带动肩关节运动的三角形肌肉。

- 肱二头肌

这块肌肉能让你做屈臂动作。

- 腹直肌

腹直肌是覆盖腹部、保护内脏的肌肉，你做仰卧起坐的时候就是在锻炼它。

- 缝匠肌

这块肌肉从大腿外侧一直斜行到大腿内侧，有了它你才跷得起二郎腿。

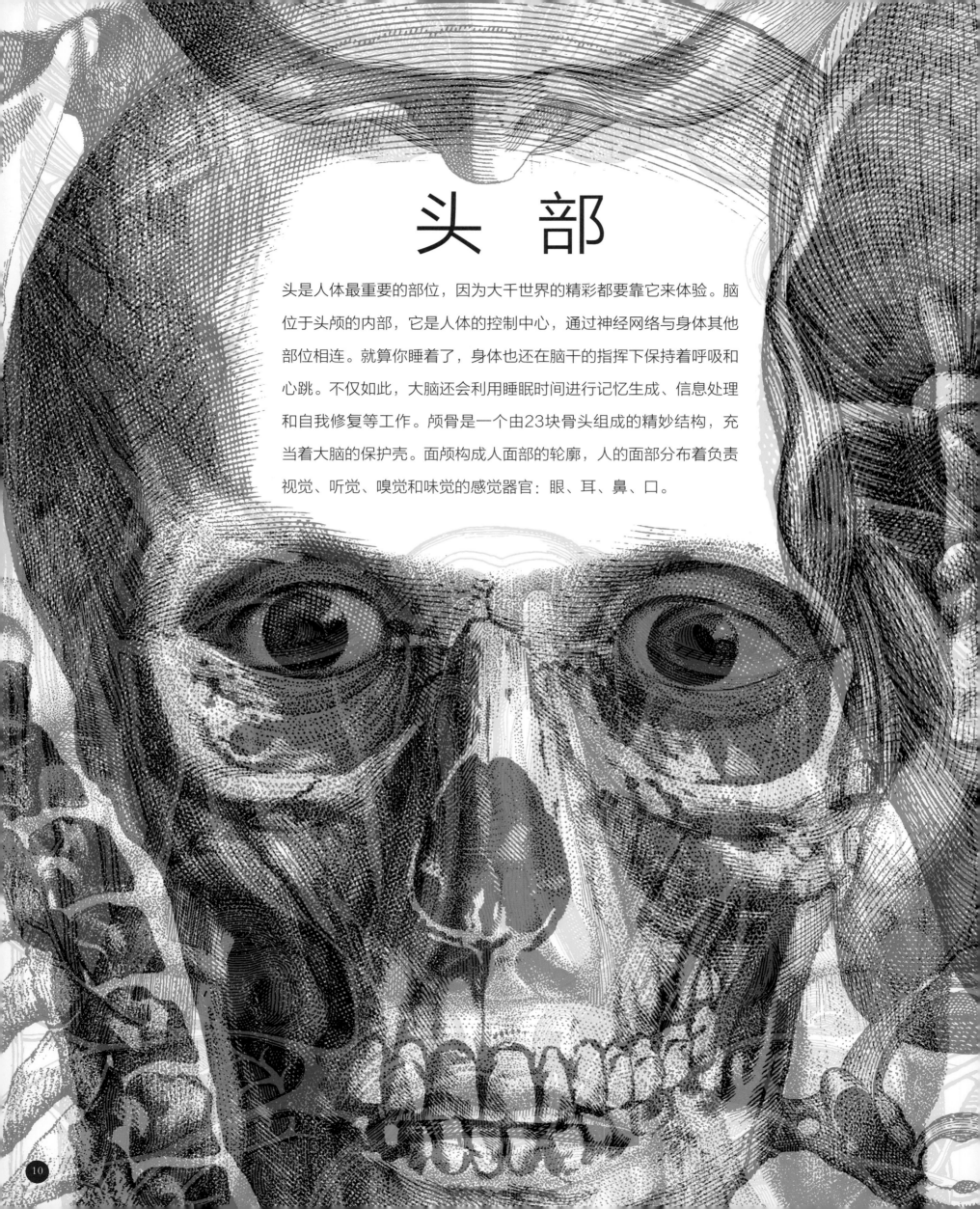

头 部

头是人体最重要的部位，因为大千世界的精彩都要靠它来体验。脑位于头颅的内部，它是人体的控制中心，通过神经网络与身体其他部位相连。就算你睡着了，身体也还在脑干的指挥下保持着呼吸和心跳。不仅如此，大脑还会利用睡眠时间进行记忆生成、信息处理和自我修复等工作。颅骨是一个由23块骨头组成的精妙结构，充当着大脑的保护壳。面颅构成人面部的轮廓，人的面部分布着负责视觉、听觉、嗅觉和味觉的感觉器官：眼、耳、鼻、口。

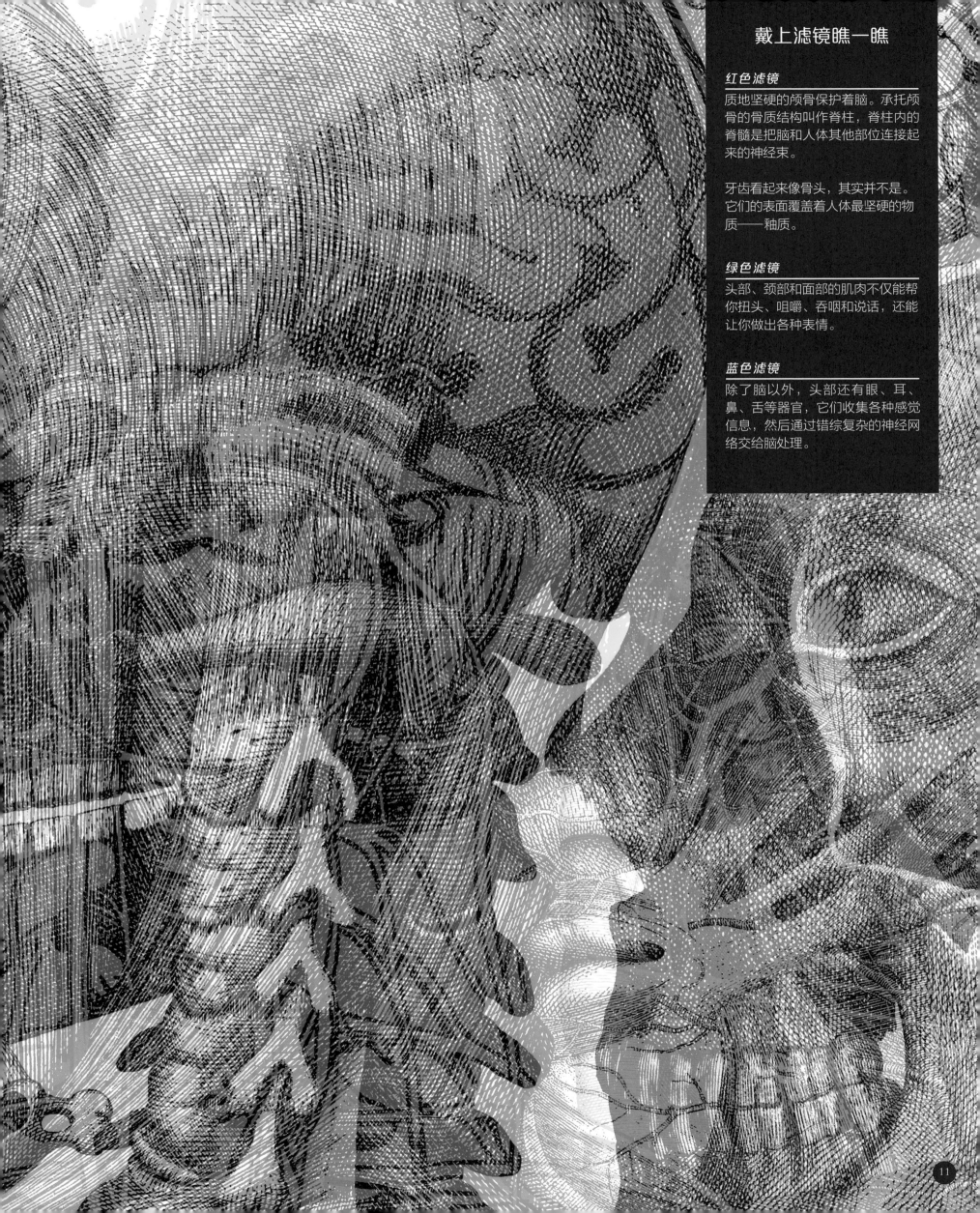

戴上滤镜瞧一瞧

红色滤镜

质地坚硬的颅骨保护着脑。承托颅骨的骨质结构叫作脊柱，脊柱内的脊髓是把脑和人体其他部位连接起来的神经束。

牙齿看起来像骨头，其实并不是。它们的表面覆盖着人体最坚硬的物质——釉质。

绿色滤镜

头部、颈部和面部的肌肉不仅能帮你扭头、咀嚼、吞咽和说话，还能让你做出各种表情。

蓝色滤镜

除了脑以外，头部还有眼、耳、鼻、舌等器官，它们收集各种感觉信息，然后通过错综复杂的神经网络交给脑处理。

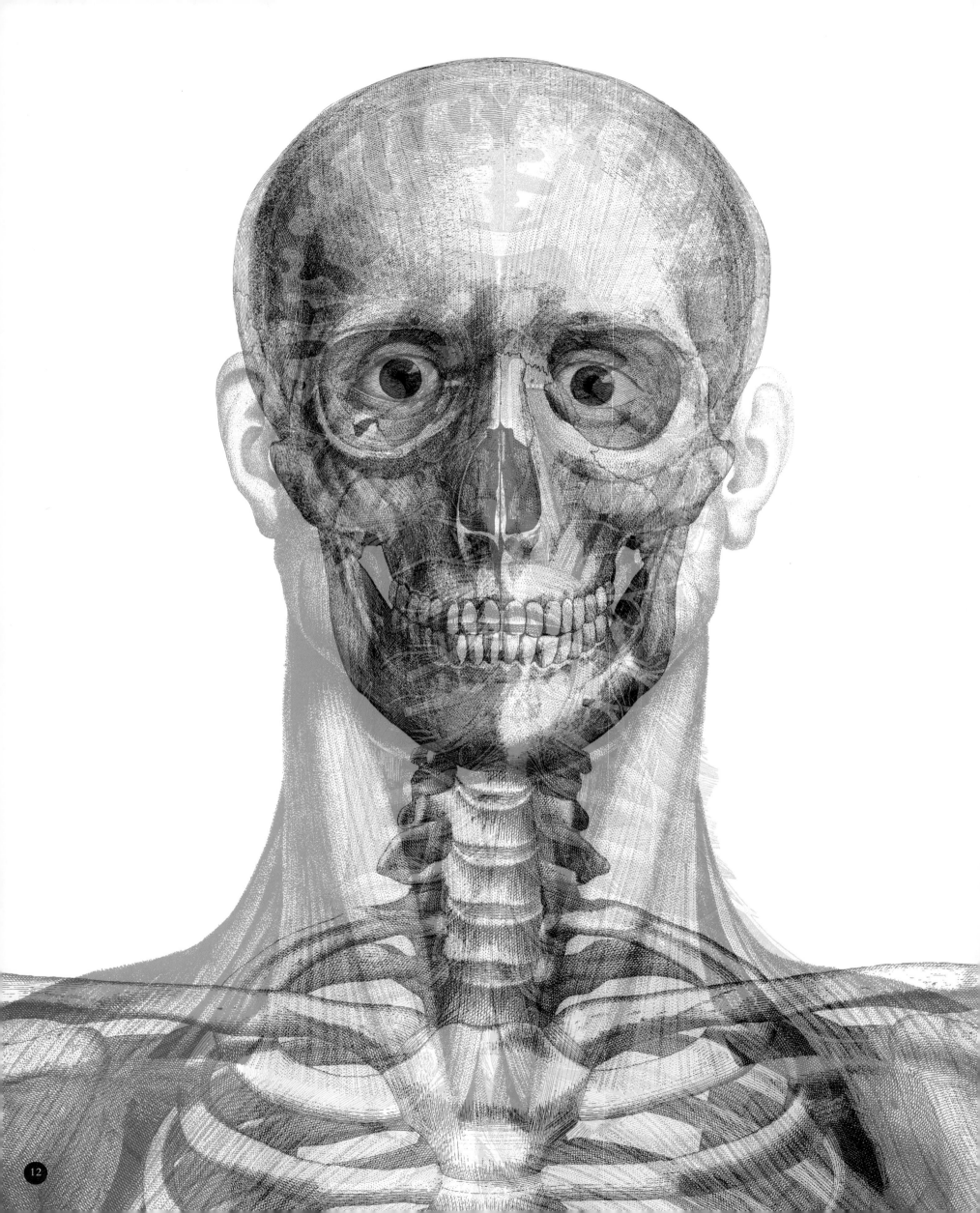

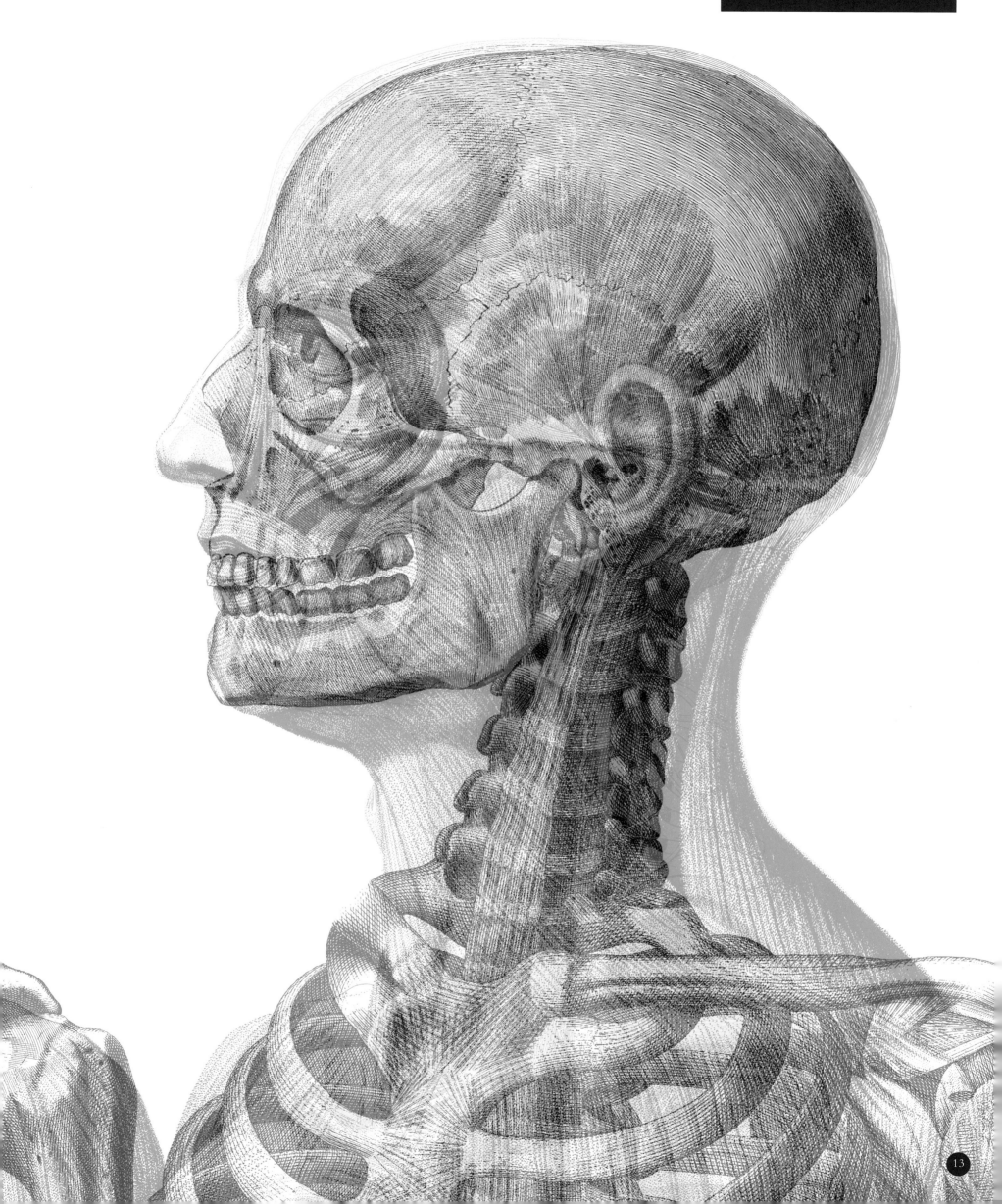

颅 骨

颅骨由23块不同的骨头组合而成。随着年龄增长，它们紧密结合，形成一道包裹着脑的"保护墙"。颅骨唯一可动的部分是下颌骨，也就是形成下巴的骨质基础，它像一个铰链，控制着嘴巴的张合。从颅骨侧面看，颅骨后面是颅腔，里面装着脑，前下部则是塑造脸形的面颅。把颅骨和人体其余部分连接起来的长蛇状骨质结构就是脊柱。

仔细研究下图中颅骨的构造，然后回到**X光观察室**，戴上**红色滤镜**看一看。

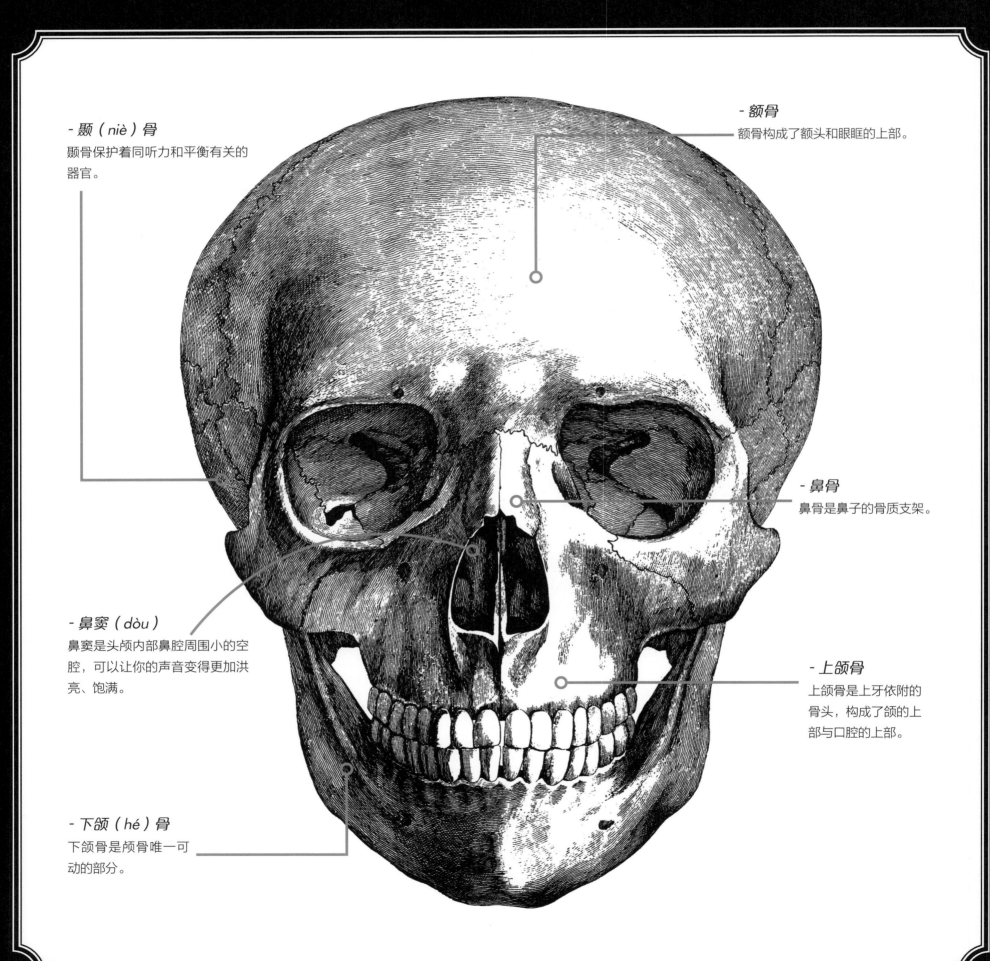

- 颞（niè）骨
颞骨保护着同听力和平衡有关的器官。

- 额骨
额骨构成了额头和眼眶的上部。

- 鼻骨
鼻骨是鼻子的骨质支架。

- 鼻窦（dòu）
鼻窦是头颅内部鼻腔周围小的空腔，可以让你的声音变得更加洪亮、饱满。

- 上颌骨
上颌骨是上牙依附的骨头，构成了颌的上部与口腔的上部。

- 下颌（hé）骨
下颌骨是颅骨唯一可动的部分。

脑是性格的源泉，是心智和记忆的载体，几乎主宰着你的一切行为、思想和体验。它借助神经系统与身体的其他部位交流。假如你摸到什么烫手的东西，手指上的神经会向大脑发送一个信号，后者又传回一个信号，命令你把手缩回来。整个脑部虽然布满了神经，但它自身却是人体唯一一处感受不到疼痛的部位。

仔细研究下图中脑的构造，然后回到X光观察室，戴上蓝色滤镜看一看。

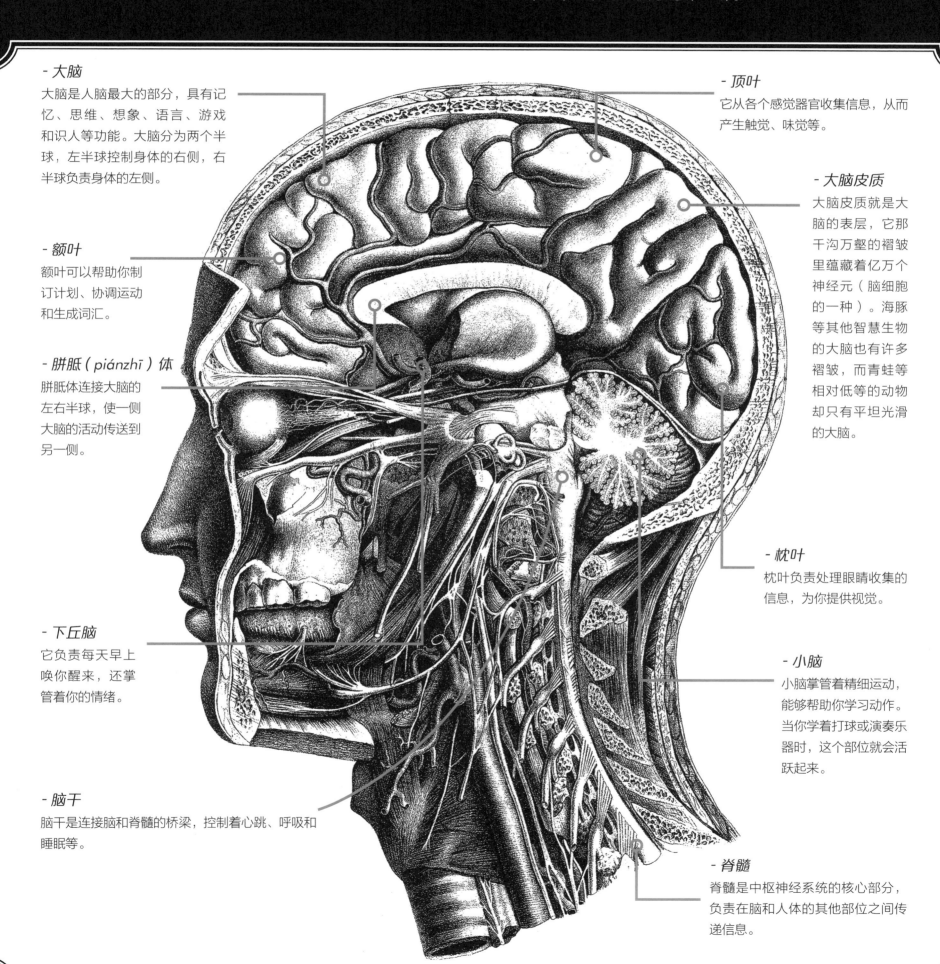

- 大脑
大脑是人脑最大的部分，具有记忆、思维、想象、语言、游戏和识人等功能。大脑分为两个半球，左半球控制身体的右侧，右半球负责身体的左侧。

- 额叶
额叶可以帮助你制订计划、协调运动和生成词汇。

- 胼胝（piánzhī）体
胼胝体连接大脑的左右半球，使一侧大脑的活动传送到另一侧。

- 下丘脑
它负责每天早上唤你醒来，还掌管着你的情绪。

- 脑干
脑干是连接脑和脊髓的桥梁，控制着心跳、呼吸和睡眠等。

- 顶叶
它从各个感觉器官收集信息，从而产生触觉、味觉等。

- 大脑皮质
大脑皮质就是大脑的表层，它那千沟万壑的褶皱里蕴藏着亿万个神经元（脑细胞的一种）。海豚等其他智慧生物的大脑也有许多褶皱，而青蛙等相对低等的动物却只有平坦光滑的大脑。

- 枕叶
枕叶负责处理眼睛收集的信息，为你提供视觉。

- 小脑
小脑掌管着精细运动，能够帮助你学习动作。当你学着打球或演奏乐器时，这个部位就会活跃起来。

- 脊髓
脊髓是中枢神经系统的核心部分，负责在脑和人体的其他部位之间传递信息。

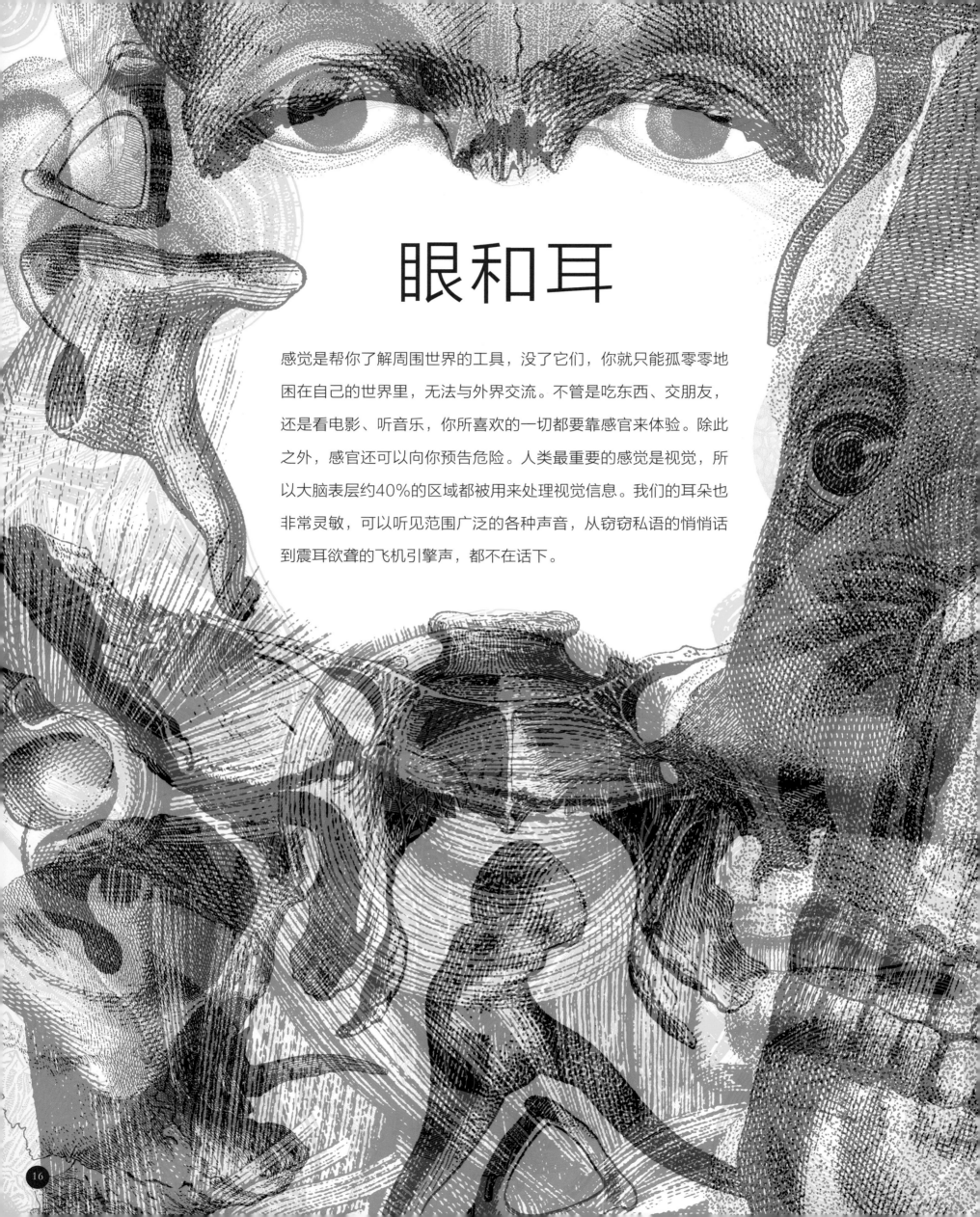

眼和耳

感觉是帮你了解周围世界的工具，没了它们，你就只能孤零零地困在自己的世界里，无法与外界交流。不管是吃东西、交朋友，还是看电影、听音乐，你所喜欢的一切都要靠感官来体验。除此之外，感官还可以向你预告危险。人类最重要的感觉是视觉，所以大脑表层约40%的区域都被用来处理视觉信息。我们的耳朵也非常灵敏，可以听见范围广泛的各种声音，从窃窃私语的悄悄话到震耳欲聋的飞机引擎声，都不在话下。

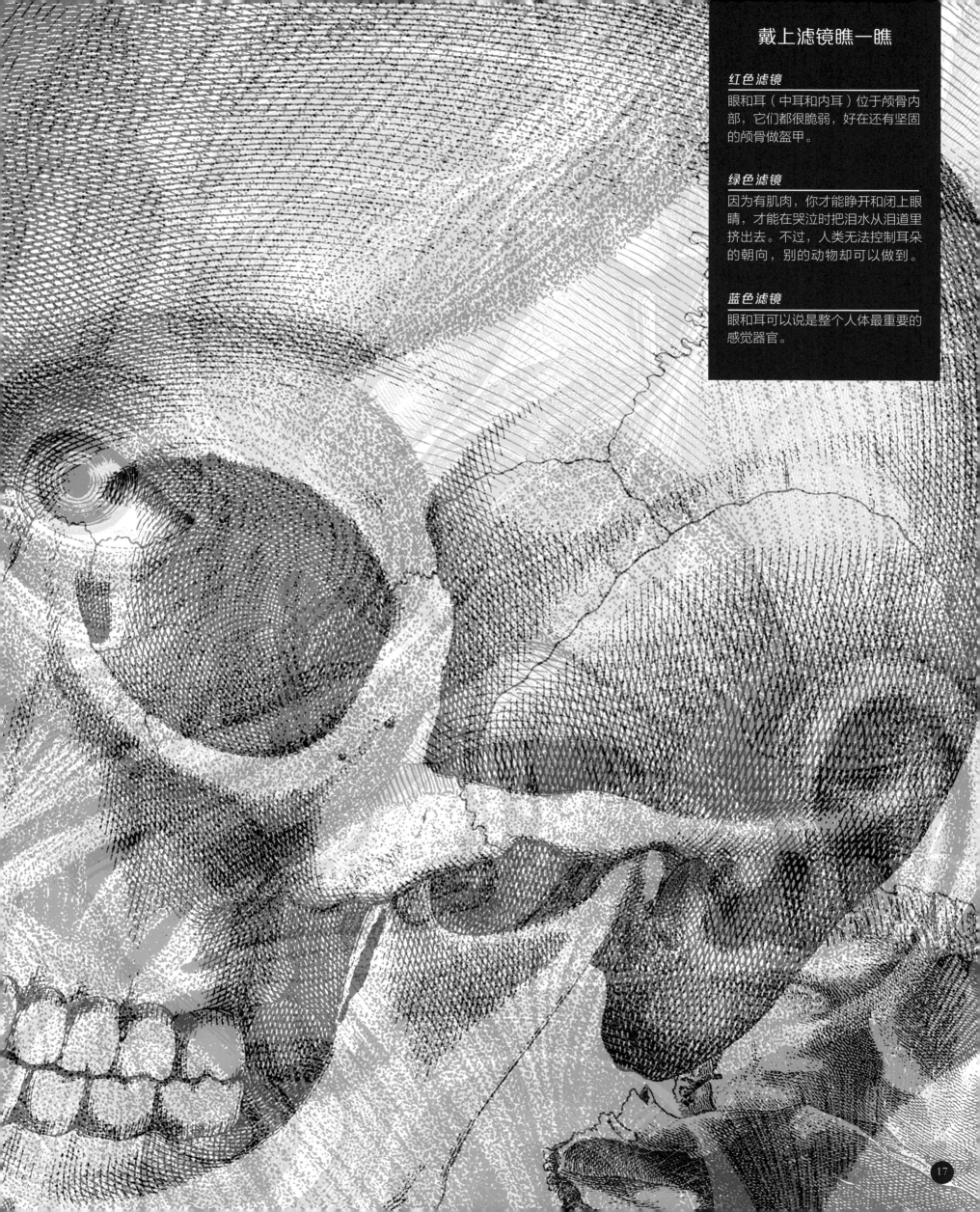

红色滤镜

眼和耳（中耳和内耳）位于颅骨内部，它们都很脆弱，好在还有坚固的颅骨做盔甲。

绿色滤镜

因为有肌肉，你才能睁开和闭上眼睛，才能在哭泣时把泪水从泪道里挤出去。不过，人类无法控制耳朵的朝向，别的动物却可以做到。

蓝色滤镜

眼和耳可以说是整个人体最重要的感觉器官。

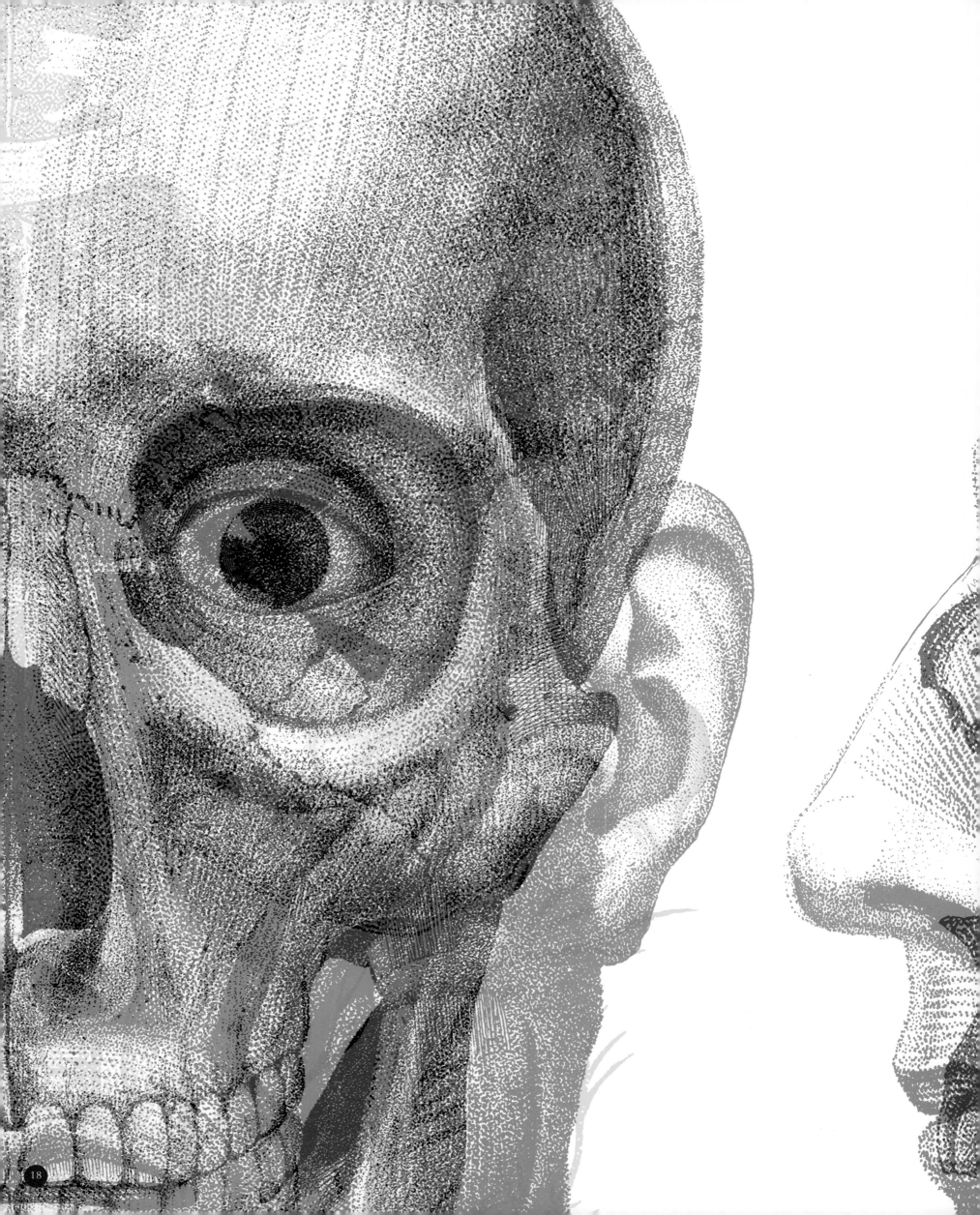

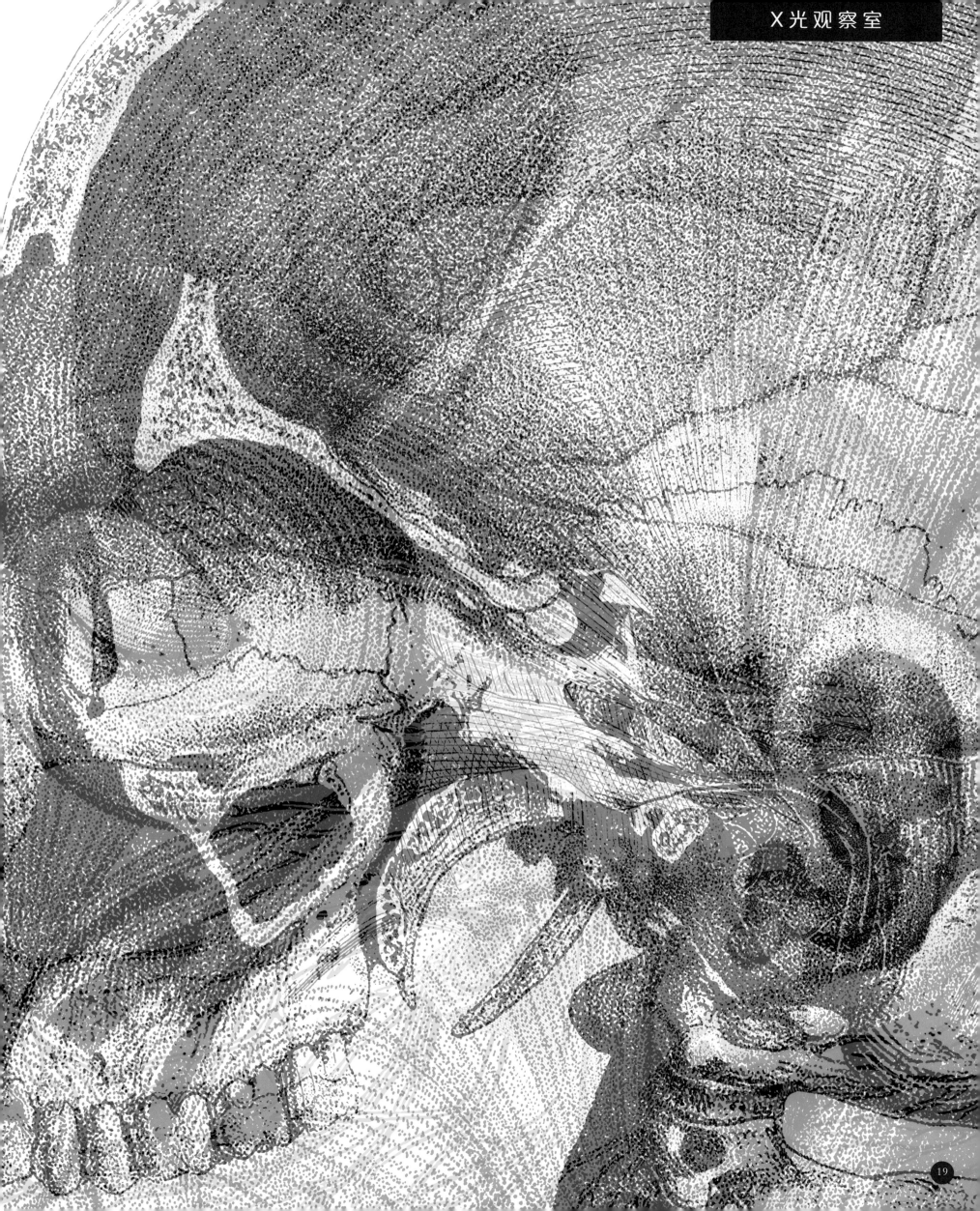

如果人体是一间屋子，眼睛就是它的窗户。眼睛娇贵无比，所以才深深地嵌在眼眶内，既有眼睑在必要时闭合起来保护它们，又有泪水给它们做润滑剂和清洁剂。眼睛的工作原理有点儿像照相机：晶状体把光聚焦到眼球最内层的视网膜上，产生上下颠倒的图像。这个图像经过大脑处理，就成了我们看见的正常图像。

仔细研究下图中眼的构造，然后回到X光观察室，戴上**蓝色滤镜**看一看。

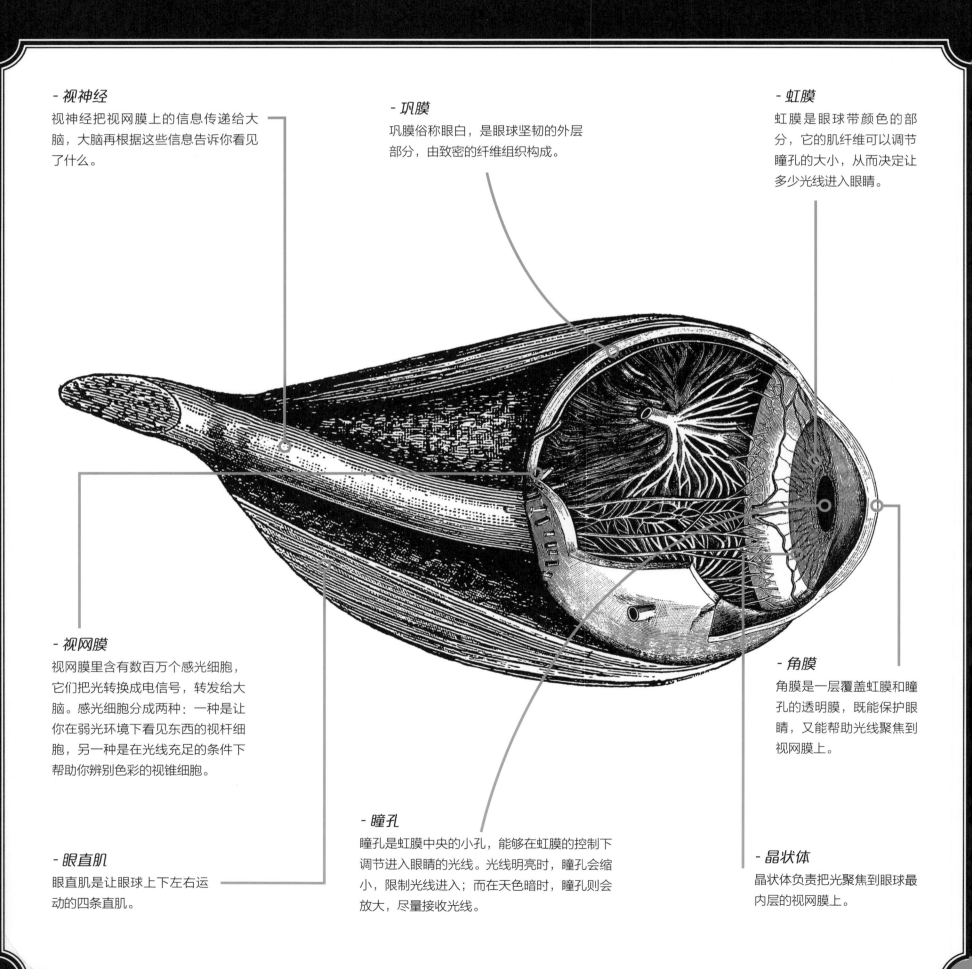

- 视神经

视神经把视网膜上的信息传递给大脑，大脑再根据这些信息告诉你看见了什么。

- 巩膜

巩膜俗称眼白，是眼球坚韧的外层部分，由致密的纤维组织构成。

- 虹膜

虹膜是眼球带颜色的部分，它的肌纤维可以调节瞳孔的大小，从而决定让多少光线进入眼睛。

- 视网膜

视网膜里含有数百万个感光细胞，它们把光转换成电信号，转发给大脑。感光细胞分成两种：一种是让你在弱光环境下看见东西的视杆细胞，另一种是在光线充足的条件下帮助你辨别色彩的视锥细胞。

- 角膜

角膜是一层覆盖虹膜和瞳孔的透明膜，既能保护眼睛，又能帮助光线聚焦到视网膜上。

- 瞳孔

瞳孔是虹膜中央的小孔，能够在虹膜的控制下调节进入眼睛的光线。光线明亮时，瞳孔会缩小，限制光线进入；而在天色暗时，瞳孔则会放大，尽量接收光线。

- 眼直肌

眼直肌是让眼球上下左右运动的四条直肌。

- 晶状体

晶状体负责把光聚焦到眼球最内层的视网膜上。

闭上眼睛，仅靠听觉，你能从周围环境中获得什么信息呢？你能听见鸟儿令人放松的歌声吗？能听见司机提醒你看路时汽车喇叭的鸣响吗？耳朵分成三个部分，它们协同工作，帮助你获得听觉。最外边是外耳，由耳郭和耳道组成，耳郭就是你平时看得见、摸得着的部分；更深处是中耳，那里有鼓膜和锤骨、砧（zhēn）骨、镫（dèng）骨三块听小骨；最深处是内耳，那里有一个形状像蜗牛壳的耳蜗，负责把声音传到大脑。

仔细研究下图中耳的构造，然后回到**X光观察室**，戴上**蓝色滤镜**看一看。

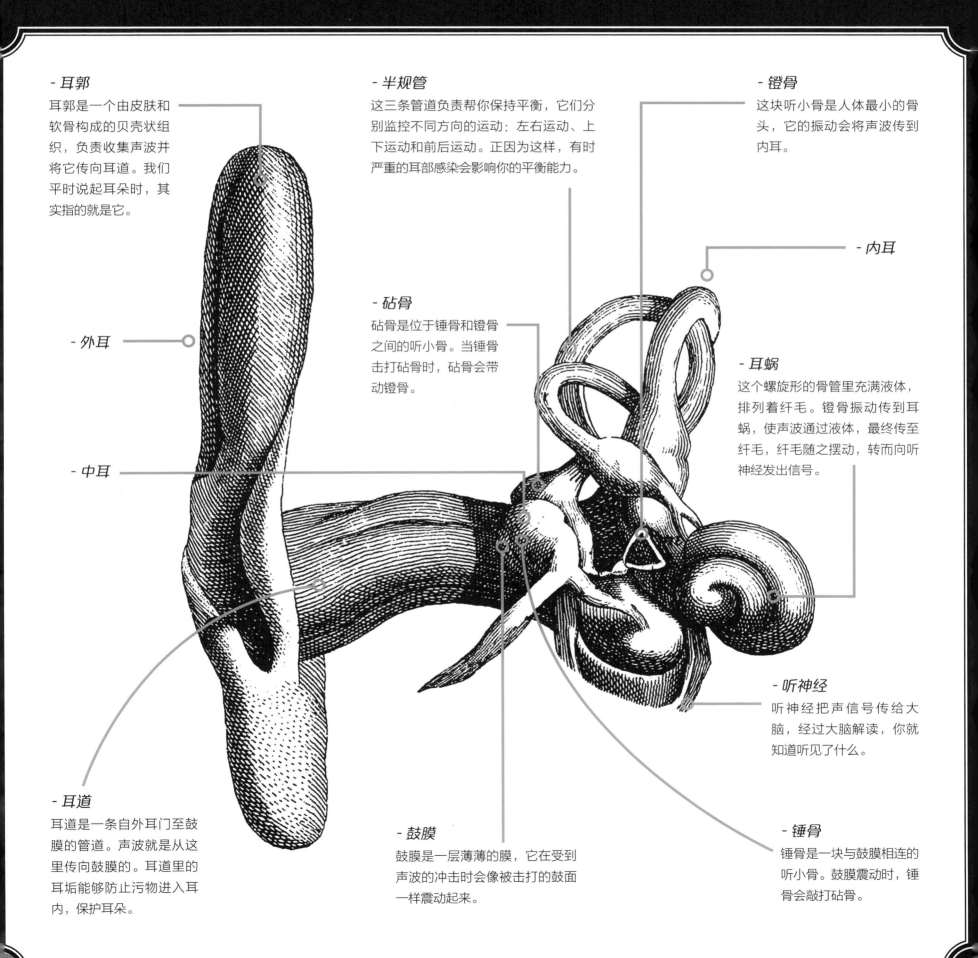

- 耳郭
耳郭是一个由皮肤和软骨构成的贝壳状组织，负责收集声波并将它传向耳道。我们平时说起耳朵时，其实指的就是它。

- 半规管
这三条管道负责帮你保持平衡，它们分别监控不同方向的运动：左右运动、上下运动和前后运动。正因为这样，有时严重的耳部感染会影响你的平衡能力。

- 镫骨
这块听小骨是人体最小的骨头，它的振动会将声波传到内耳。

- 外耳

- 内耳

- 砧骨
砧骨是位于锤骨和镫骨之间的听小骨。当锤骨击打砧骨时，砧骨会带动镫骨。

- 耳蜗
这个螺旋形的骨管里充满液体，排列着纤毛。镫骨振动传到耳蜗，使声波通过液体，最终传至纤毛，纤毛随之摆动，转而向听神经发出信号。

- 中耳

- 听神经
听神经把声信号传给大脑，经过大脑解读，你就知道听见了什么。

- 耳道
耳道是一条自外耳门至鼓膜的管道。声波就是从这里传向鼓膜的。耳道里的耳垢能够防止污物进入耳内，保护耳朵。

- 鼓膜
鼓膜是一层薄薄的膜，它在受到声波的冲击时会像被击打的鼓面一样震动起来。

- 锤骨
锤骨是一块与鼓膜相连的听小骨。鼓膜震动时，锤骨会敲打砧骨。

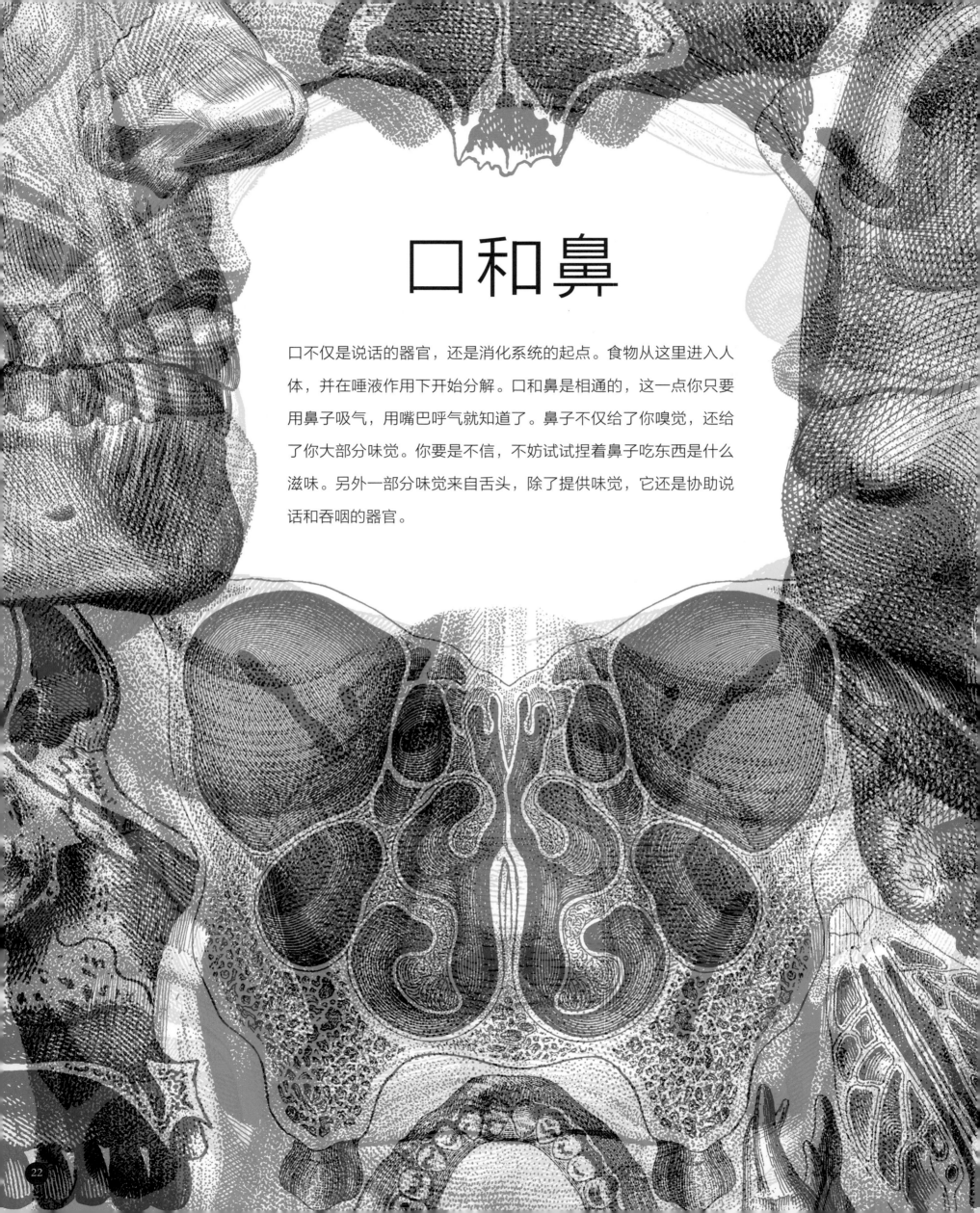

口和鼻

口不仅是说话的器官，还是消化系统的起点。食物从这里进入人体，并在唾液作用下开始分解。口和鼻是相通的，这一点你只要用鼻子吸气，用嘴巴呼气就知道了。鼻子不仅给了你嗅觉，还给了你大部分味觉。你要是不信，不妨试试捏着鼻子吃东西是什么滋味。另外一部分味觉来自舌头，除了提供味觉，它还是协助说话和吞咽的器官。

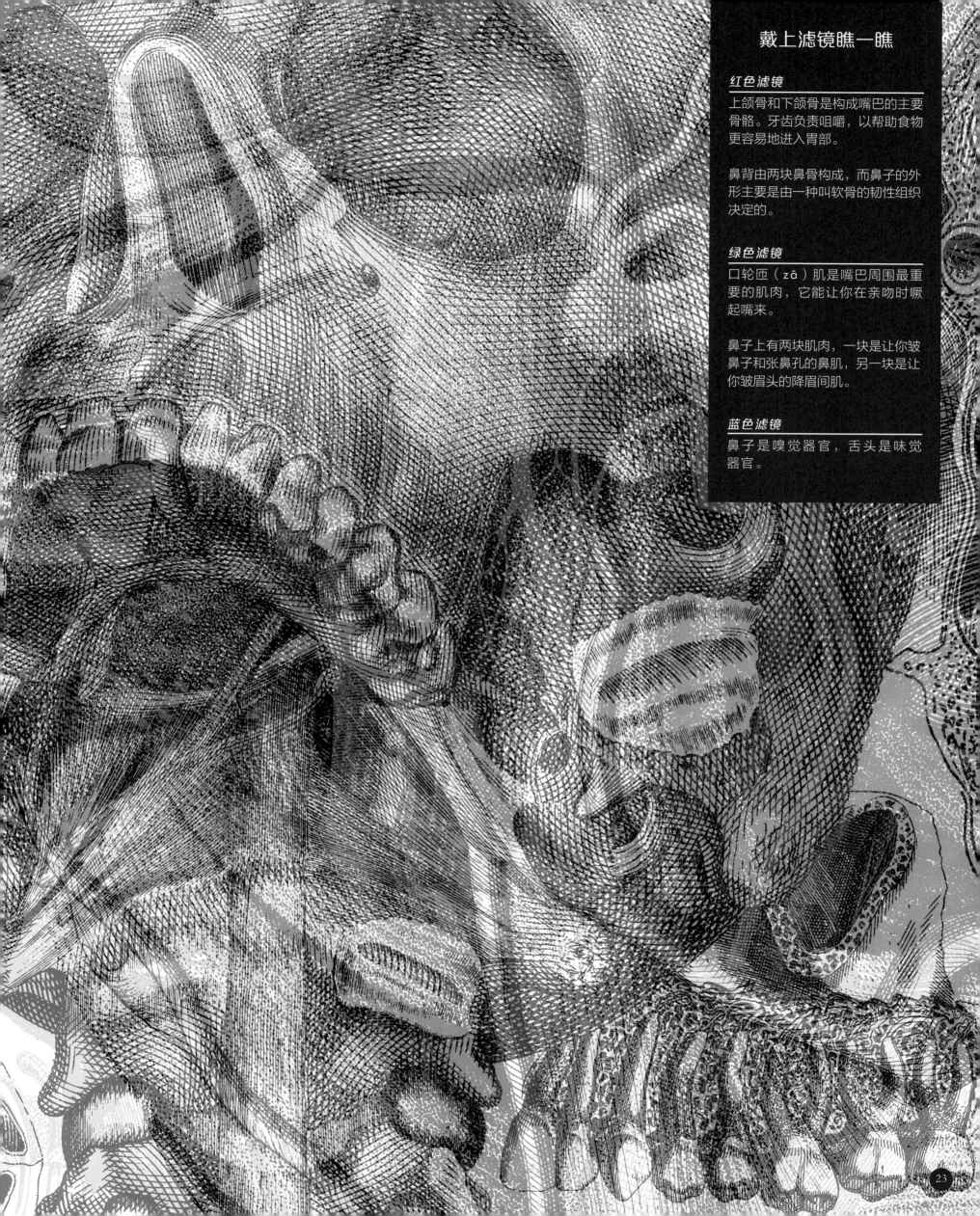

戴上滤镜瞧一瞧

红色滤镜

上颌骨和下颌骨是构成嘴巴的主要骨骼。牙齿负责咀嚼，以帮助食物更容易地进入胃部。

鼻背由两块鼻骨构成，而鼻子的外形主要是由一种叫软骨的韧性组织决定的。

绿色滤镜

口轮匝（zā）肌是嘴巴周围最重要的肌肉，它能让你在亲吻时噘起嘴来。

鼻子上有两块肌肉，一块是让你皱鼻子和张鼻孔的鼻肌，另一块是让你皱眉头的降眉间肌。

蓝色滤镜

鼻子是嗅觉器官，舌头是味觉器官。

23

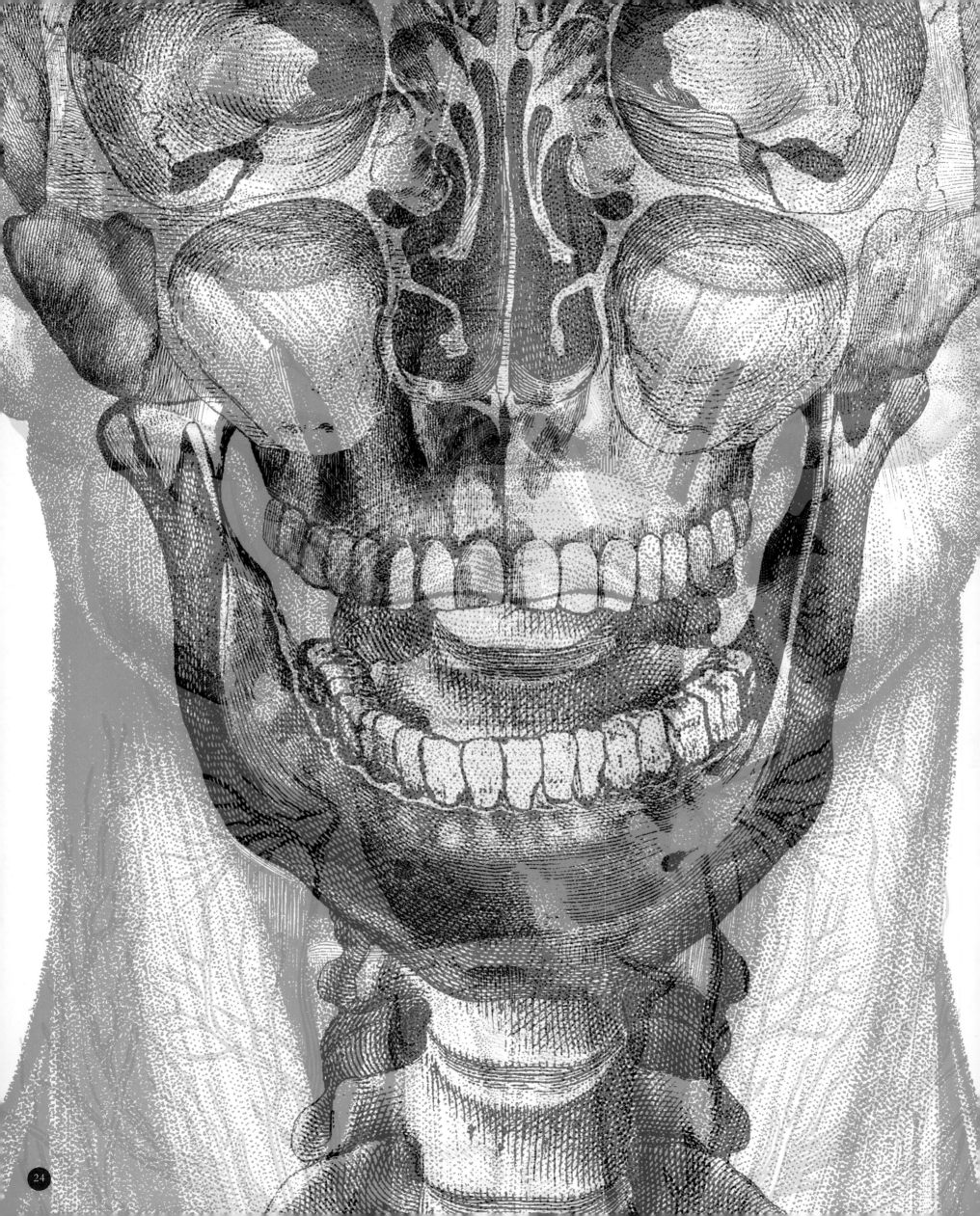

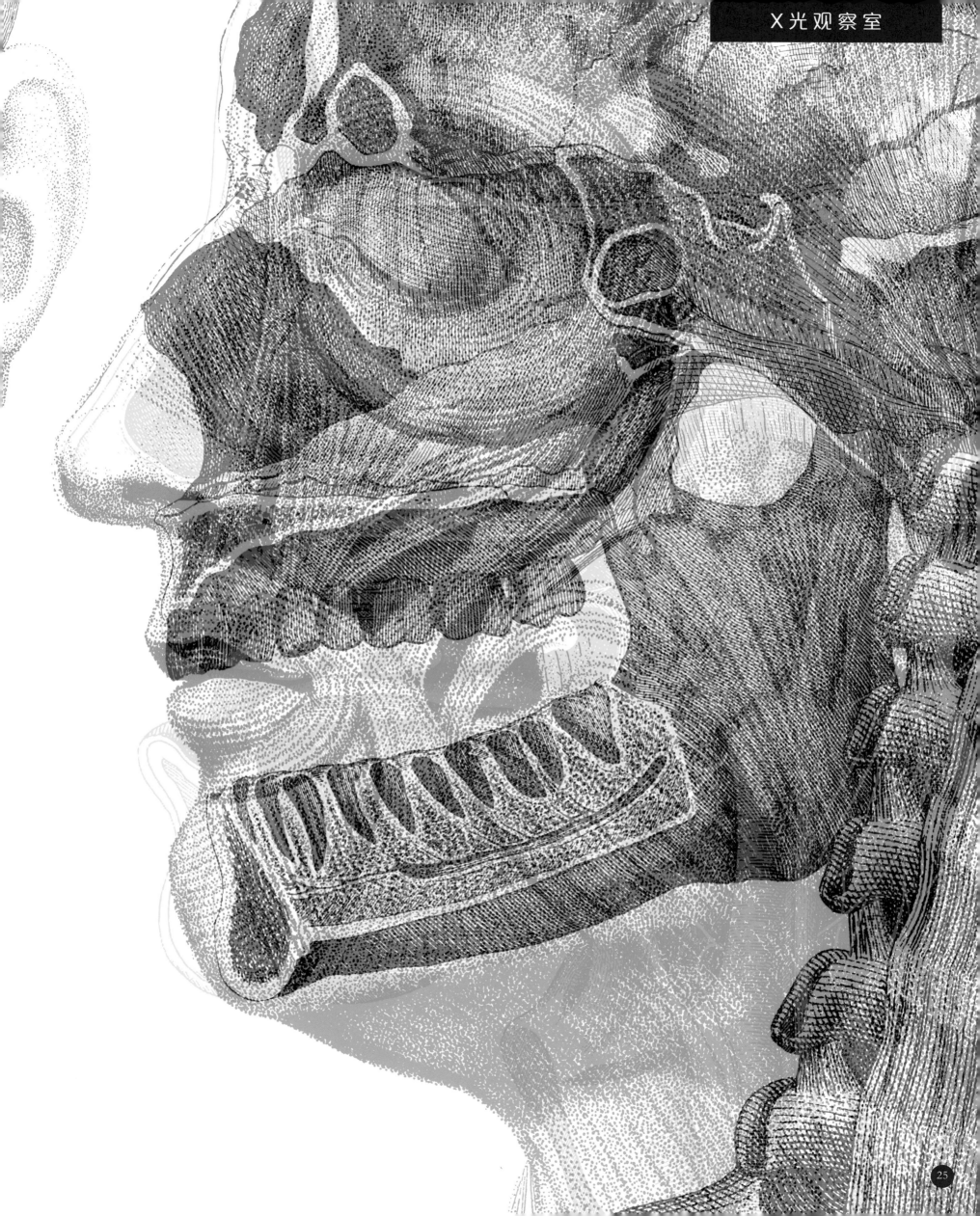

口虽然只是一个由双唇、双颊等构成的空腔，却是你生活中必不可少的器官。口是食物和空气进入人体的门户，而肌肉组成的感觉器官——舌头，不但掌管着说话和进食，还赋予你味觉。牙齿具有支撑口形、帮助嘴巴发音和咀嚼食物的作用。鼻子具有两个功能：一是为空气进出人体提供空间，二是用名为嗅上皮的组织为你提供嗅觉。

仔细研究下图中口鼻的构造，然后回到X光观察室，戴上蓝色滤镜看一看。

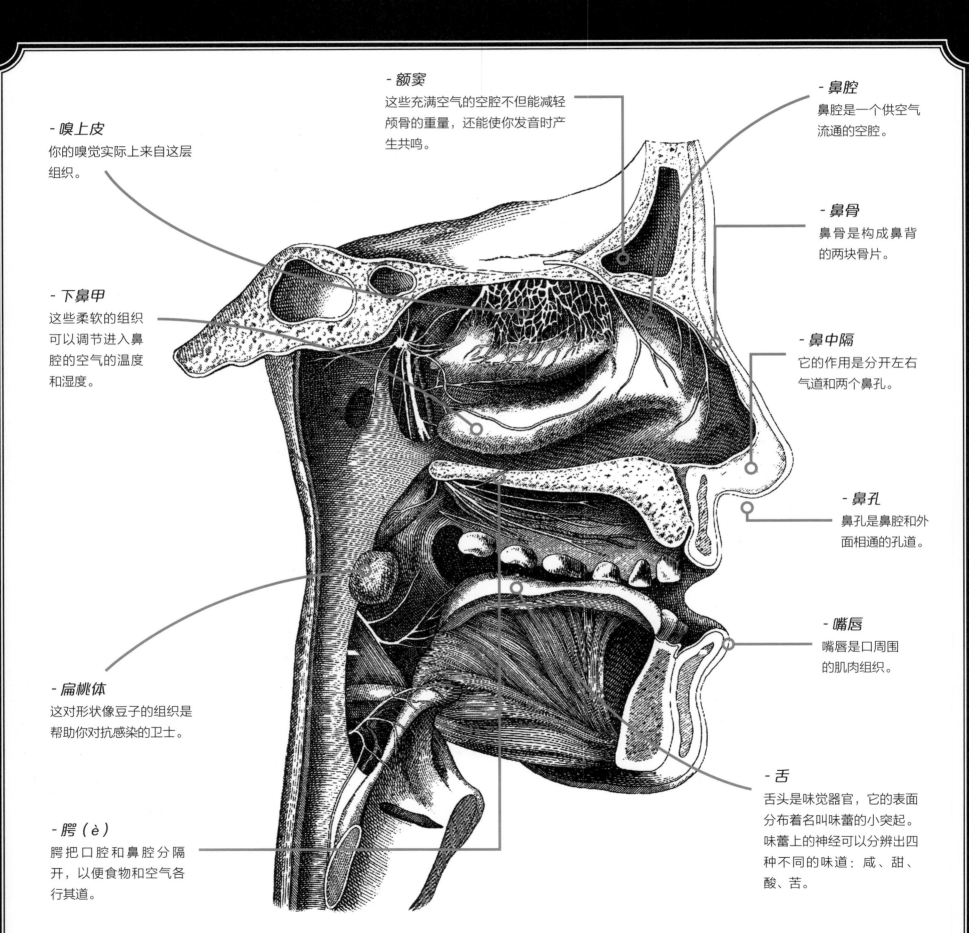

- *额窦*
这些充满空气的空腔不但能减轻颅骨的重量，还能使你发音时产生共鸣。

- *鼻腔*
鼻腔是一个供空气流通的空腔。

- *嗅上皮*
你的嗅觉实际上来自这层组织。

- *鼻骨*
鼻骨是构成鼻背的两块骨片。

- *下鼻甲*
这些柔软的组织可以调节进入鼻腔的空气的温度和湿度。

- *鼻中隔*
它的作用是分开左右气道和两个鼻孔。

- *鼻孔*
鼻孔是鼻腔和外面相通的孔道。

- *嘴唇*
嘴唇是口周围的肌肉组织。

- *扁桃体*
这对形状像豆子的组织是帮助你对抗感染的卫士。

- *舌*
舌头是味觉器官，它的表面分布着名叫味蕾的小突起。味蕾上的神经可以分辨出四种不同的味道：咸、甜、酸、苦。

- *腭（è）*
腭把口腔和鼻腔分隔开，以便食物和空气各行其道。

人刚出生时，一颗牙也没有，直到6个月左右时，20颗小小的牙齿才陆续从牙龈里破"土"而出。这些牙叫乳齿，也叫乳牙。牙齿对于消化的第一阶段——咀嚼——是必不可少的工具，所以小婴儿在长牙前只能吃流食。大约6岁时，乳牙开始脱落，逐个被32颗恒牙换下来。它们是：在前面撑门面的8颗方方正正的切牙；用于撕裂食物的4颗锋利的尖牙；位于尖牙后面的8颗前磨牙，以及另外8颗用于研磨食物的磨牙；最后面的4颗磨牙要到成年后才会长出，所以又叫智齿。

仔细研究下图中牙的分布和构造，然后回到X光观察室，戴上**红色滤镜**看一看。

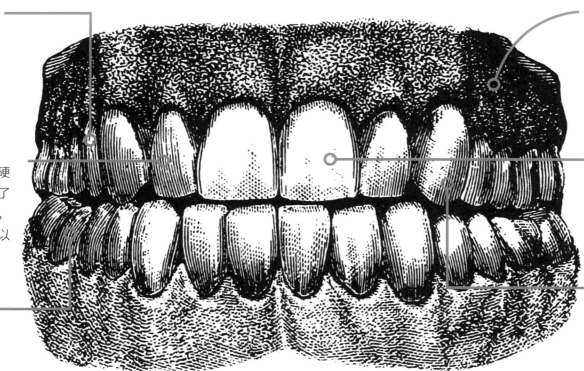

- 前磨牙
咀嚼的时候，这几颗牙负责把食物从尖牙转移到磨牙。

- 釉质
釉质是牙冠表面的一层硬组织，它既给牙齿提供了一层抵御细菌的保护罩，又使牙齿足够坚固，足以咀嚼食物。

- 磨牙
磨牙是用于研磨食物的扁平状牙齿。

- 牙龈
牙龈是保护牙齿，并且连接牙齿和颌骨的组织。

- 切牙
切牙是用来咬住和切断食物的利齿。

- 尖牙
尖牙是用来撕裂食物的尖利的牙齿。

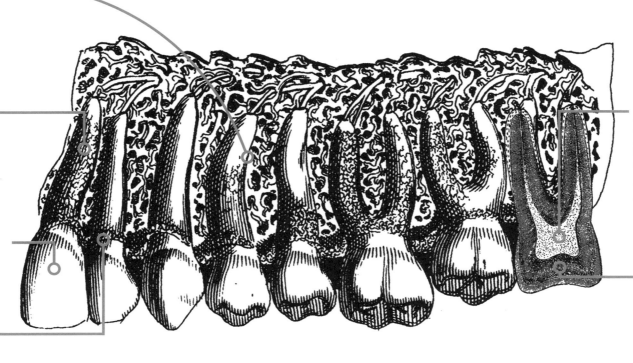

- 牙骨质
牙骨质是把牙齿固定在颌骨上的坚固的矿化组织（作用有点儿像水泥）。

- 牙根
牙齿包藏于牙龈下面、与颌骨相连的部分。

- 牙冠
它就是我们平时看到的部分。

- 牙颈
牙颈是连接牙冠和牙根的部分。

- 牙髓
牙髓位于牙齿内部，其中包含神经和血管，是牙齿存活必不可少的部分。

- 牙本质
牙本质是牙齿的主体部分，被釉质包裹着。

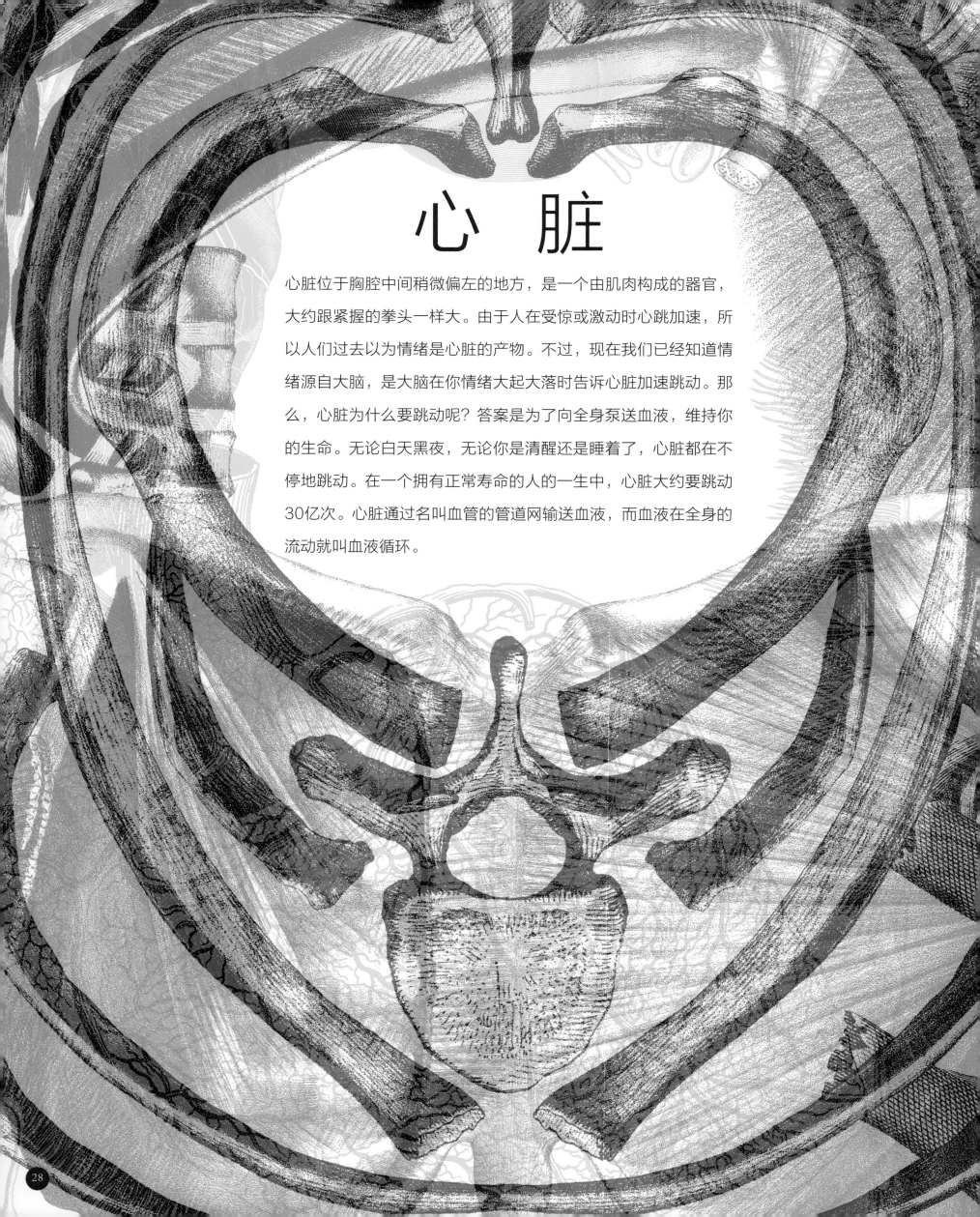

心　脏

心脏位于胸腔中间稍微偏左的地方，是一个由肌肉构成的器官，大约跟紧握的拳头一样大。由于人在受惊或激动时心跳加速，所以人们过去以为情绪是心脏的产物。不过，现在我们已经知道情绪源自大脑，是大脑在你情绪大起大落时告诉心脏加速跳动。那么，心脏为什么要跳动呢？答案是为了向全身泵送血液，维持你的生命。无论白天黑夜，无论你是清醒还是睡着了，心脏都在不停地跳动。在一个拥有正常寿命的人的一生中，心脏大约要跳动30亿次。心脏通过名叫血管的管道网输送血液，而血液在全身的流动就叫血液循环。

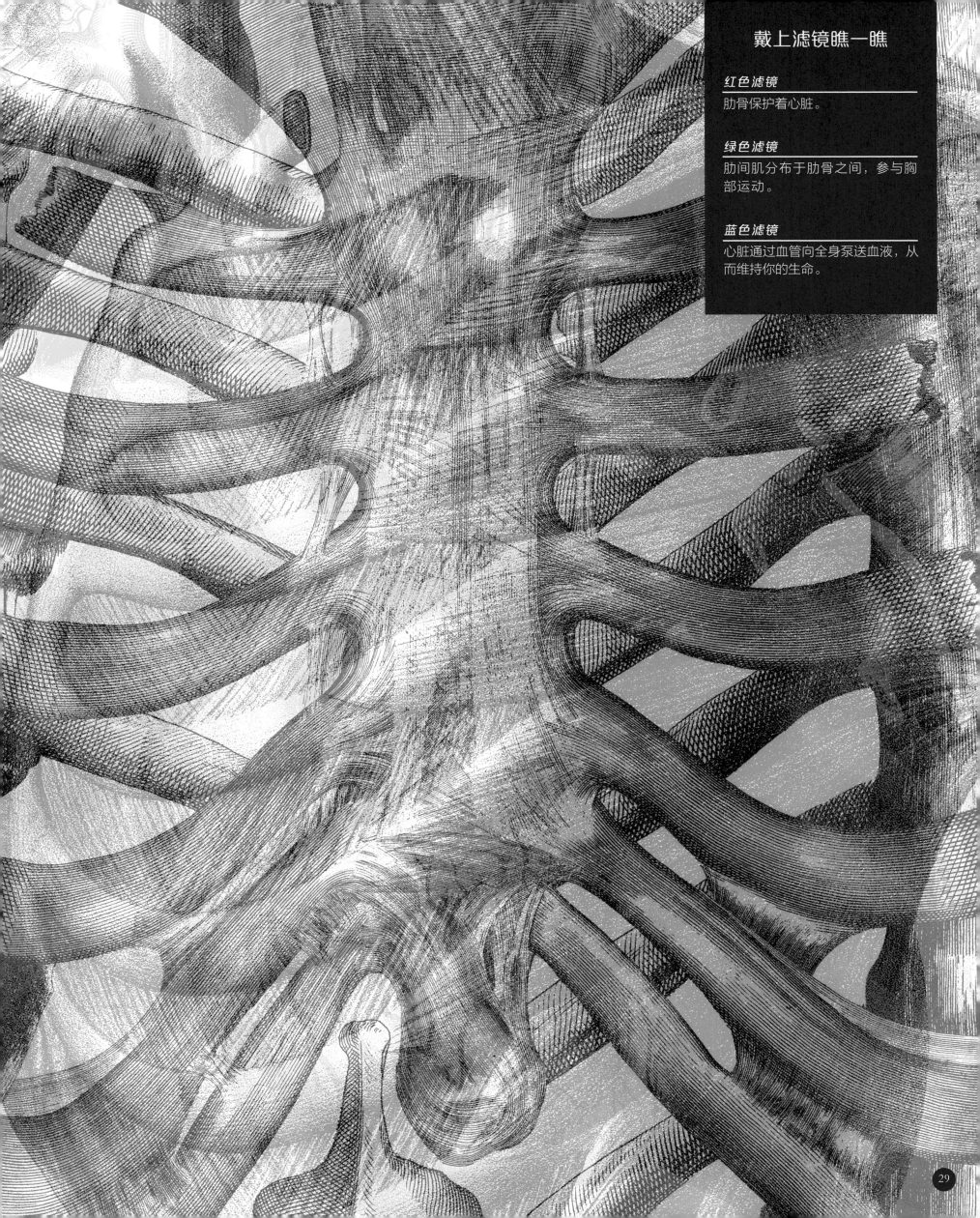

戴上滤镜瞧一瞧

红色滤镜

肋骨保护着心脏。

绿色滤镜

肋间肌分布于肋骨之间，参与胸部运动。

蓝色滤镜

心脏通过血管向全身泵送血液，从而维持你的生命。

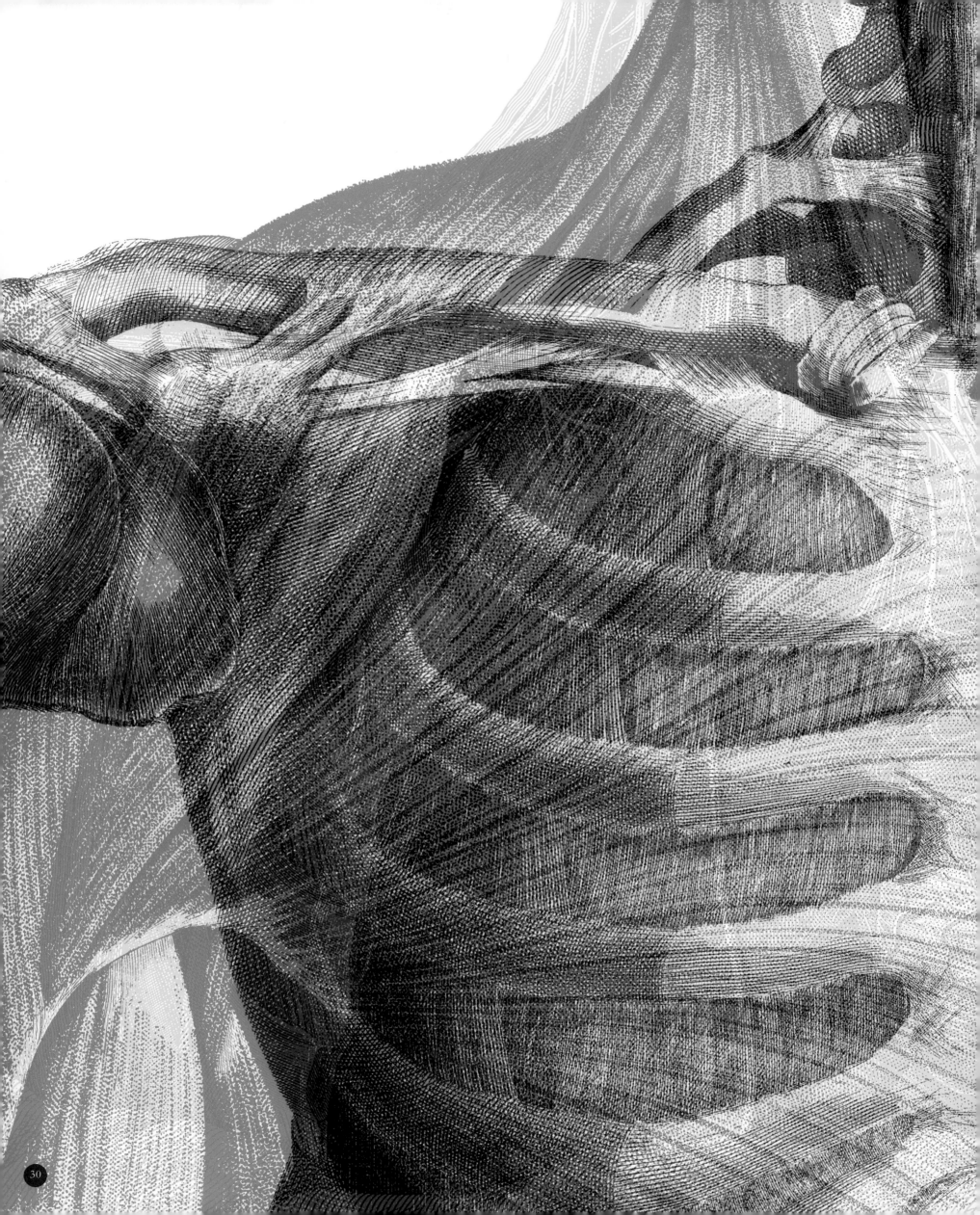

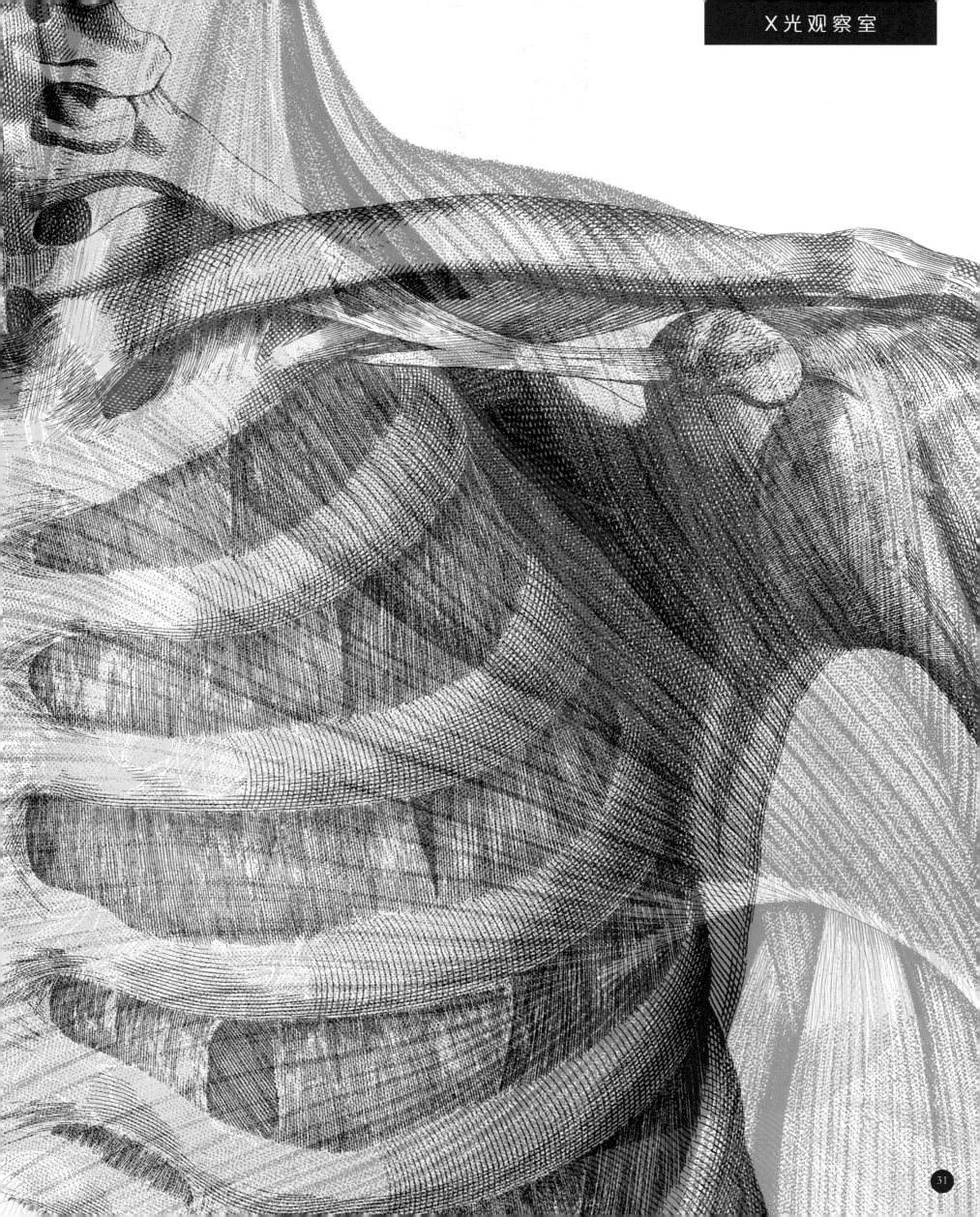

心脏是循环系统的中枢。仕你还没出生的时候，它就已经通过动脉向你的全身输送血液，把氧气带给细胞了。细胞是搭建你全身上下所有组件的微型"砖块"，它们能利用血液送来的氧气将食物分解成能量和养分。一旦没了供氧，细胞很快就会死亡。血液里的氧气被细胞分离出去后，脱氧的血液又会通过静脉流回心脏，再度被心脏推进肺里获取新鲜的氧气，开始下一轮循环。

仔细研究下图中人体的循环系统，然后回到**X光观察室**，戴上**蓝色滤镜**看一看。

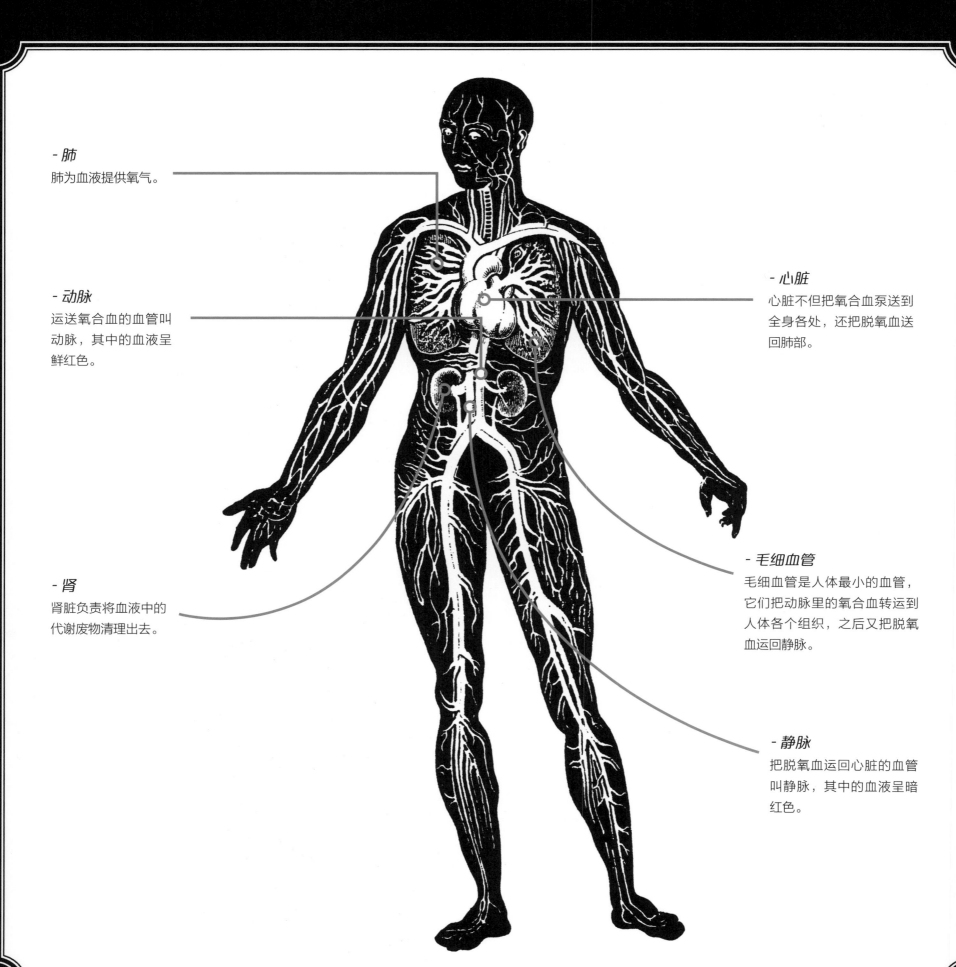

- **肺**
肺为血液提供氧气。

- **动脉**
运送氧合血的血管叫动脉，其中的血液呈鲜红色。

- **肾**
肾脏负责将血液中的代谢废物清理出去。

- **心脏**
心脏不但把氧合血泵送到全身各处，还把脱氧血送回肺部。

- **毛细血管**
毛细血管是人体最小的血管，它们把动脉里的氧合血转运到人体各个组织，之后又把脱氧血运回静脉。

- **静脉**
把脱氧血运回心脏的血管叫静脉，其中的血液呈暗红色。

心脏其实很像一下二合一的泵。它的右半部分负责接收来自身体的脱氧血，将其送到肺脏；左半部分则把来自肺脏的血泵送到全身各处。心脏在每一次跳动之前都会舒张，补充血液，然后剧烈收缩，把血液泵入动脉，进而送到身体的其他部位。为了防止血液返流，心脏还有叫瓣膜的结构充当阀门。

仔细研究下图中心脏的结构，然后回到X光观察室，戴上蓝色滤镜看一看。

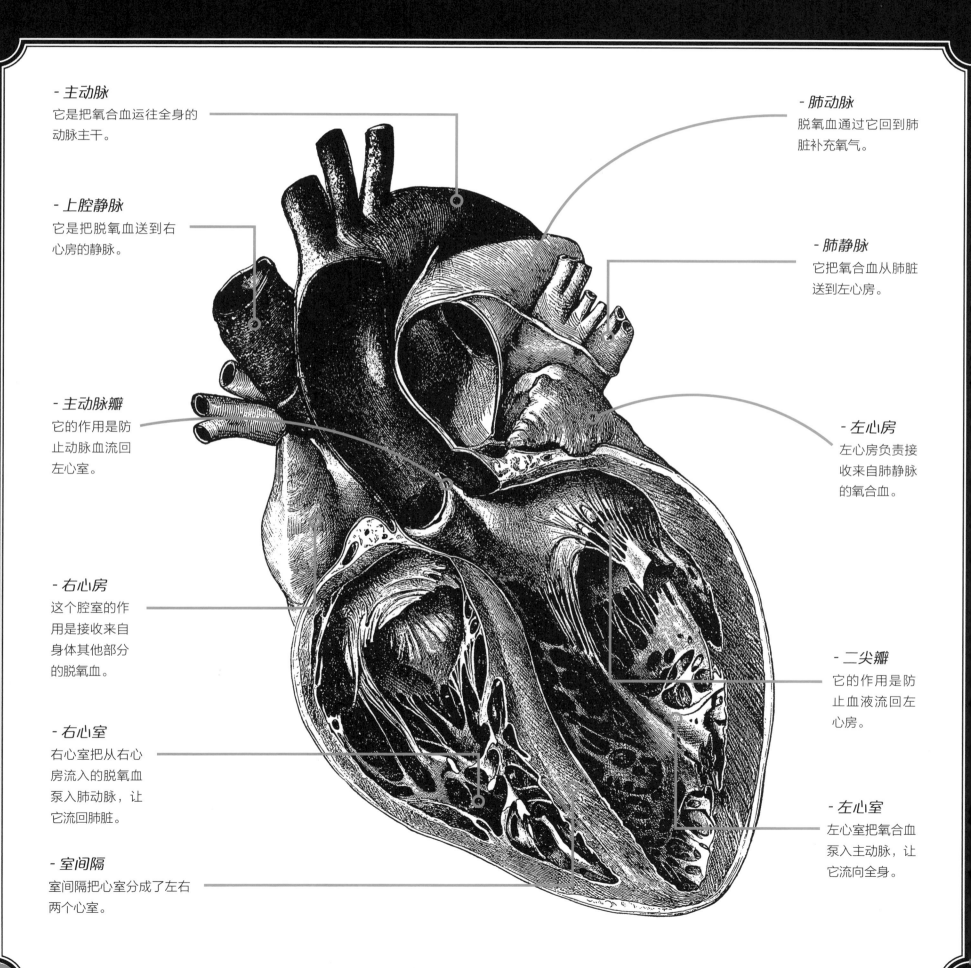

- 主动脉
它是把氧合血运往全身的动脉主干。

- 上腔静脉
它是把脱氧血送到右心房的静脉。

- 主动脉瓣
它的作用是防止动脉血流回左心室。

- 右心房
这个腔室的作用是接收来自身体其他部分的脱氧血。

- 右心室
右心室把从右心房流入的脱氧血泵入肺动脉，让它流回肺脏。

- 室间隔
室间隔把心室分成了左右两个心室。

- 肺动脉
脱氧血通过它回到肺脏补充氧气。

- 肺静脉
它把氧合血从肺脏送到左心房。

- 左心房
左心房负责接收来自肺静脉的氧合血。

- 二尖瓣
它的作用是防止血液流回左心房。

- 左心室
左心室把氧合血泵入主动脉，让它流向全身。

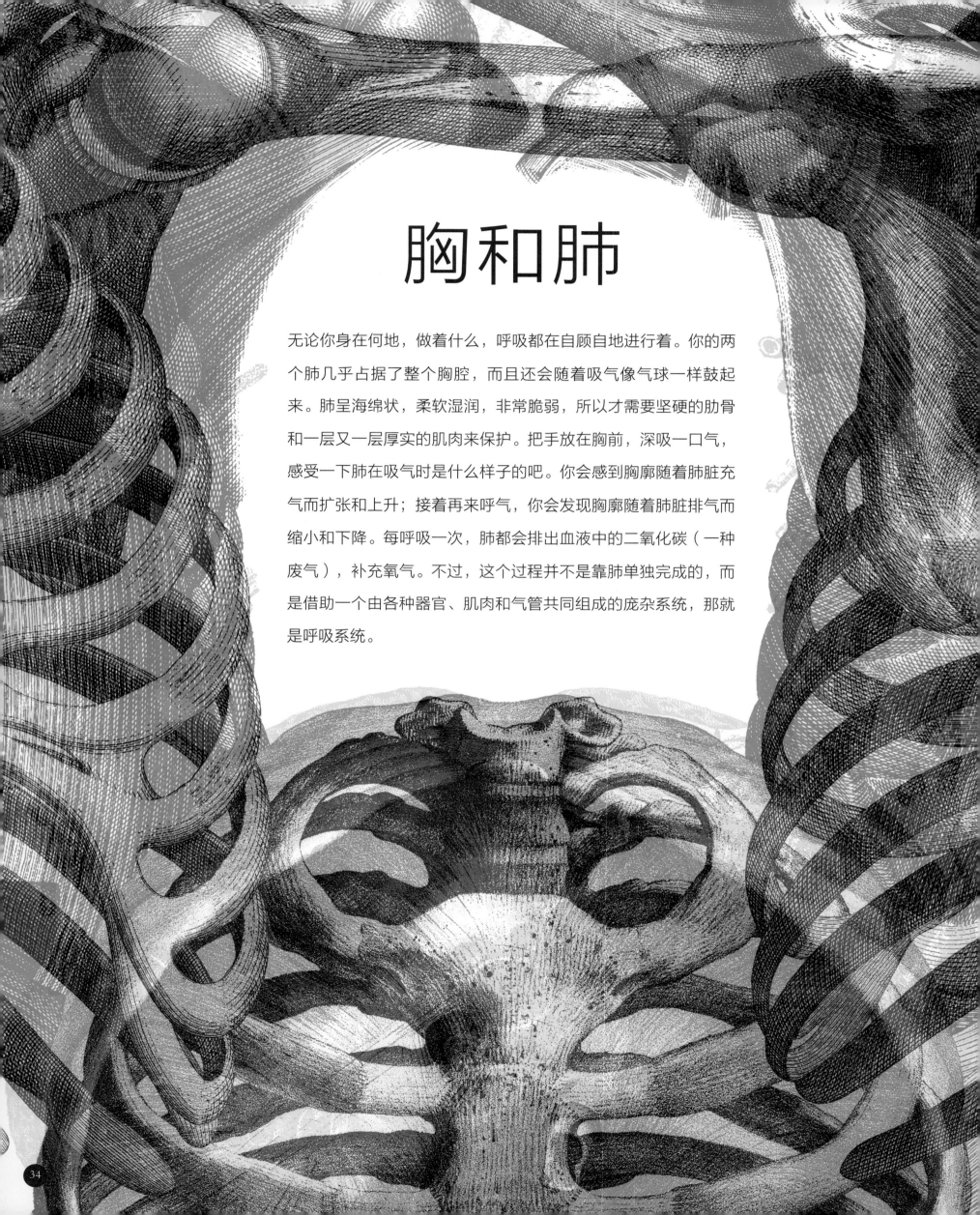

胸和肺

无论你身在何地，做着什么，呼吸都在自顾自地进行着。你的两个肺几乎占据了整个胸腔，而且还会随着吸气像气球一样鼓起来。肺呈海绵状，柔软湿润，非常脆弱，所以才需要坚硬的肋骨和一层又一层厚实的肌肉来保护。把手放在胸前，深吸一口气，感受一下肺在吸气时是什么样子的吧。你会感到胸廓随着肺脏充气而扩张和上升；接着再来呼气，你会发现胸廓随着肺脏排气而缩小和下降。每呼吸一次，肺都会排出血液中的二氧化碳（一种废气），补充氧气。不过，这个过程并不是靠肺单独完成的，而是借助一个由各种器官、肌肉和气管共同组成的庞杂系统，那就是呼吸系统。

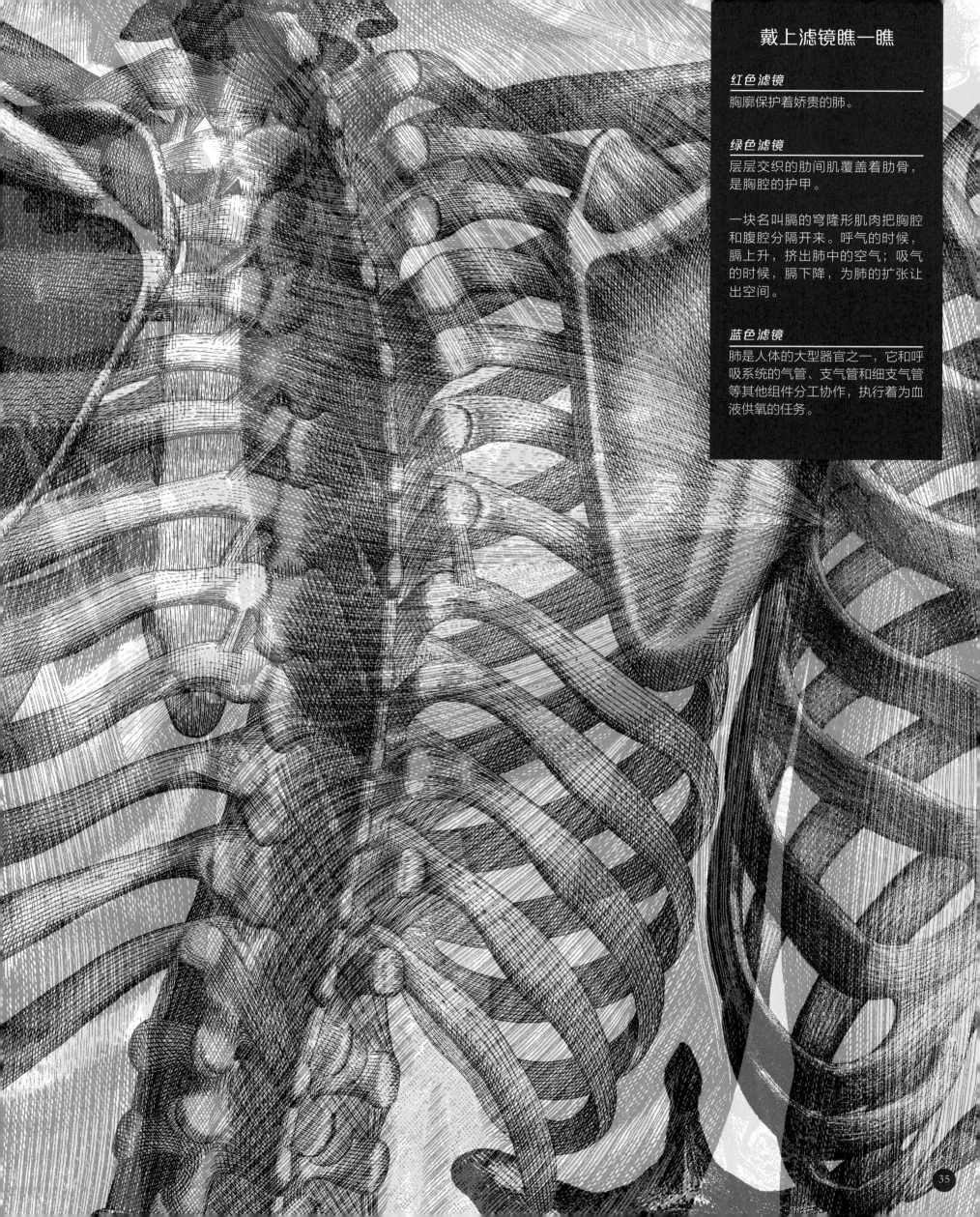

戴上滤镜瞧一瞧

红色滤镜
胸廓保护着娇贵的肺。

绿色滤镜
层层交织的肋间肌覆盖着肋骨，
是胸腔的护甲。

一块名叫膈的穹隆形肌肉把胸腔
和腹腔分隔开来。呼气的时候，
膈上升，挤出肺中的空气；吸气
的时候，膈下降，为肺的扩张让
出空间。

蓝色滤镜
肺是人体的大型器官之一，它和呼
吸系统的气管、支气管和细支气管
等其他组件分工协作，执行着为血
液供氧的任务。

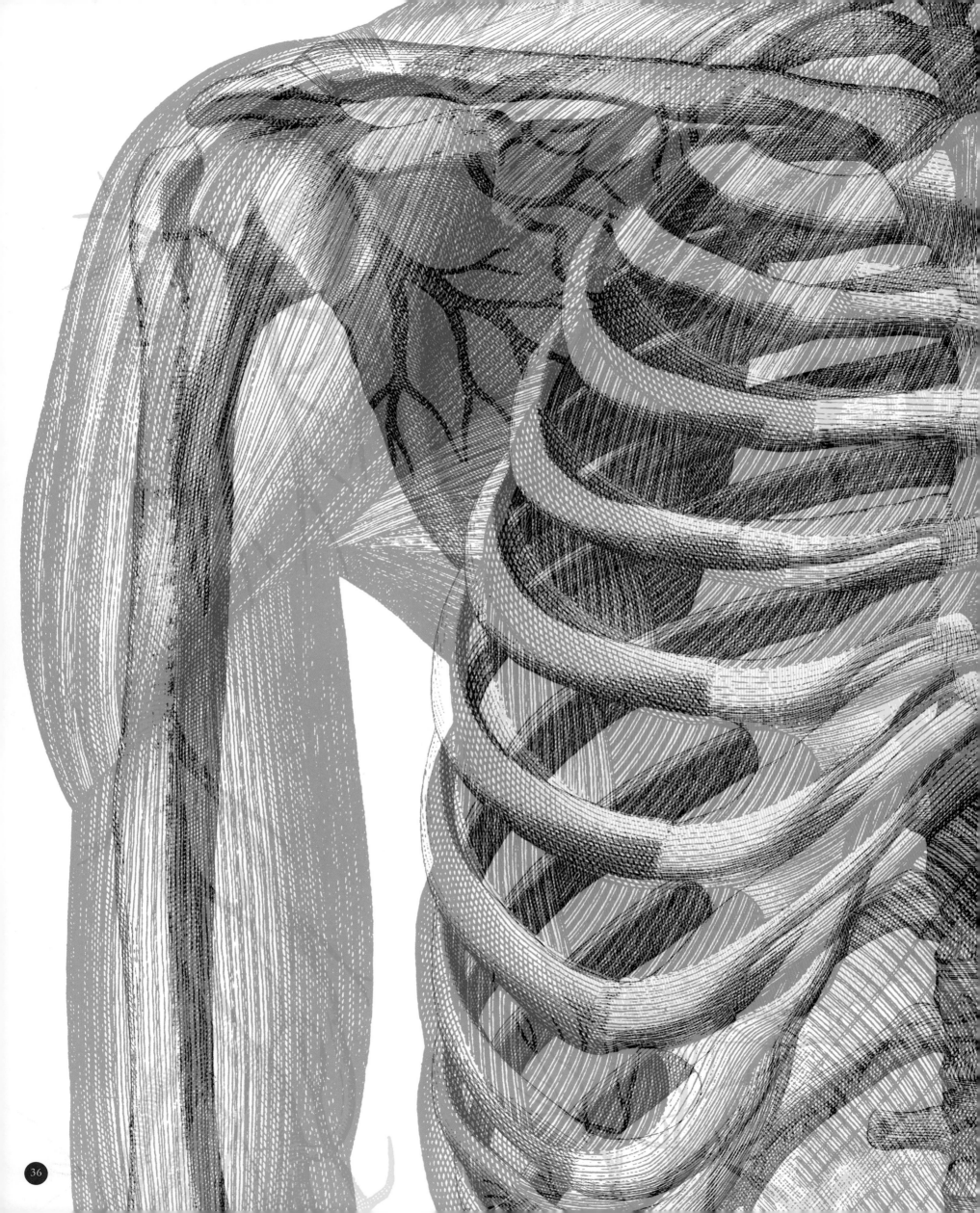

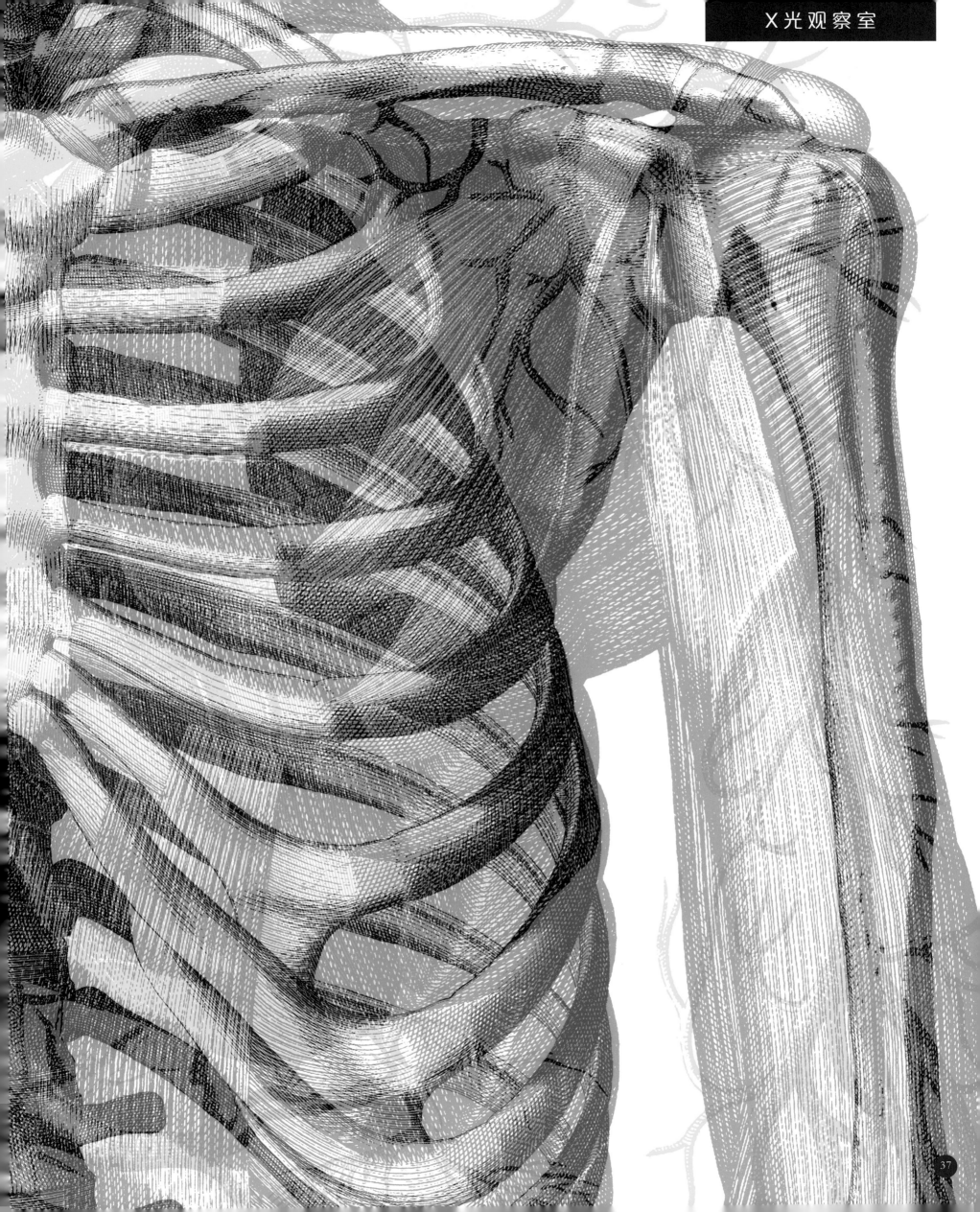

肺

肺的外观看起来就像粉红色的海绵。不过，这是指健康的肺，那些因为吸烟或空气污染而受损的肺说不定是黑色的呢！肺的内部是一系列蜘蛛网似的管道，它们把空气从气管转移到名为肺泡的小气囊。你的肺里共有5亿多个肺泡，肺正是在它们充气后才变得像气球一样膨胀。氧气通过肺泡壁进入周围名叫毛细血管的微小血管，血液因此变成氧合血，进而借助毛细血管流向全身。

仔细研究下图中肺的结构，然后回到X光观察室，戴上蓝色滤镜看一看。

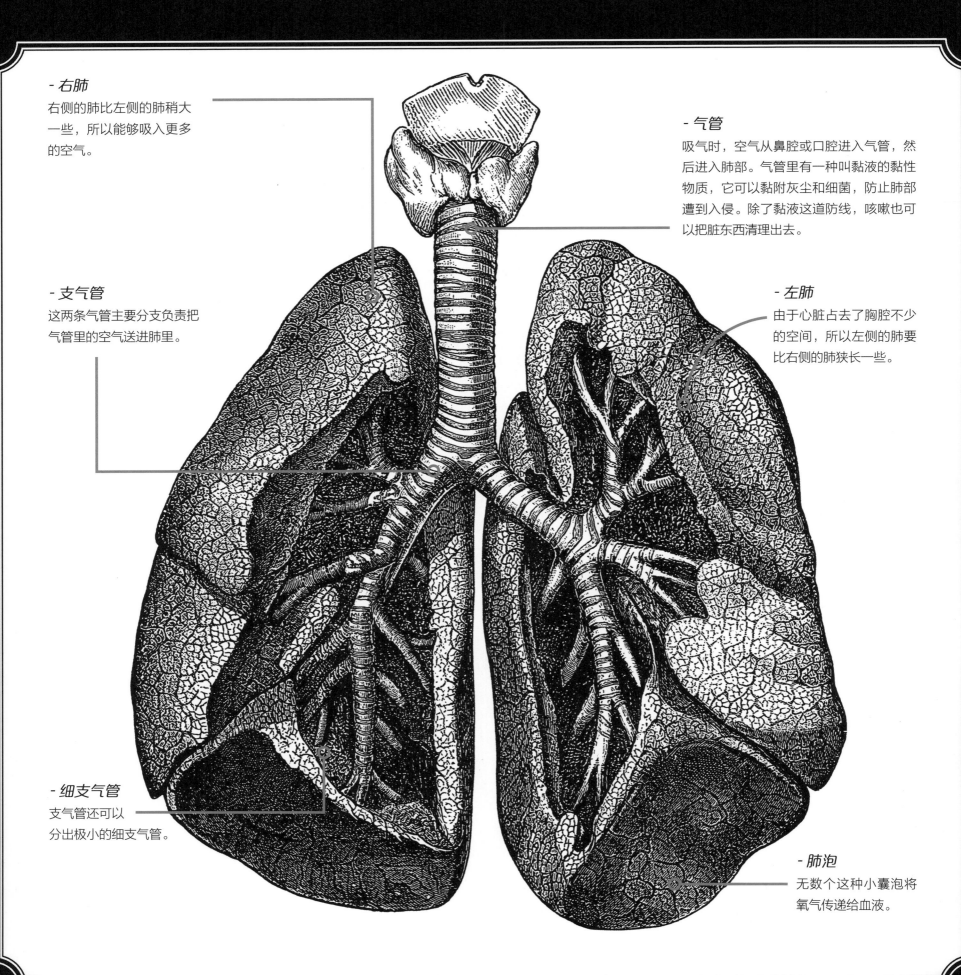

- 右肺
右侧的肺比左侧的肺稍大一些，所以能够吸入更多的空气。

- 支气管
这两条气管主要分支负责把气管里的空气送进肺里。

- 细支气管
支气管还可以分出极小的细支气管。

- 气管
吸气时，空气从鼻腔或口腔进入气管，然后进入肺部。气管里有一种叫黏液的黏性物质，它可以黏附灰尘和细菌，防止肺部遭到入侵。除了黏液这道防线，咳嗽也可以把脏东西清理出去。

- 左肺
由于心脏占去了胸腔不少的空间，所以左侧的肺要比右侧的肺狭长一些。

- 肺泡
无数个这种小囊泡将氧气传递给血液。

心肺的护甲是一个由细长弯曲的肋骨组成的框架结构，名叫胸廓。胸廓前面的肋骨连接扁半狭长的胸骨，后面的则与脊柱相连。胸廓在吸气的时候舒张，呼气的时候收缩，从而迫使空气进出肺部。它的两侧各有12根肋骨，肋骨之间还有帮助胸廓随呼吸运动的肋间肌。

仔细研究下图中胸廓的结构，然后回到X光观察室，戴上**红色滤镜**看一看；然后戴上**绿色滤镜**看一看肋间肌。

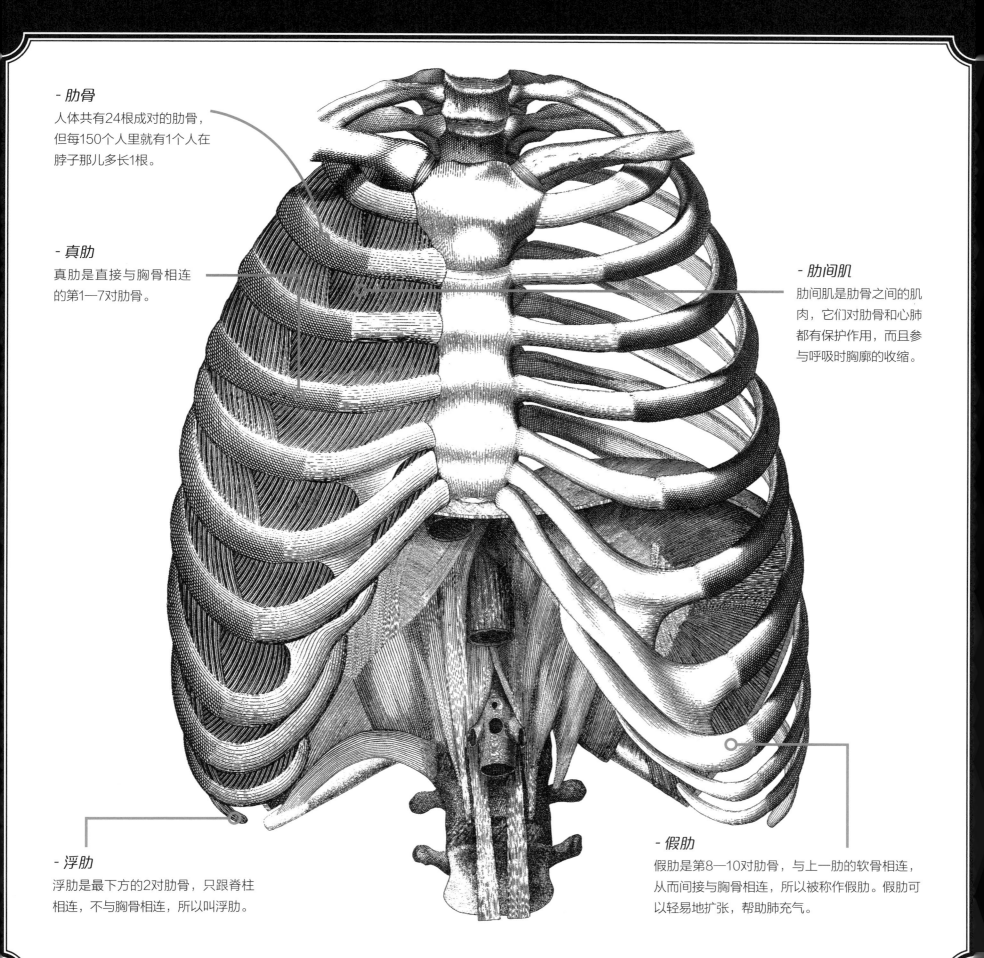

- 肋骨

人体共有24根成对的肋骨，但每150个人里就有1个人在脖子那儿多长1根。

- 真肋

真肋是直接与胸骨相连的第1—7对肋骨。

- 肋间肌

肋间肌是肋骨之间的肌肉，它们对肋骨和心肺都有保护作用，而且参与呼吸时胸廓的收缩。

- 浮肋

浮肋是最下方的2对肋骨，只跟脊柱相连，不与胸骨相连，所以叫浮肋。

- 假肋

假肋是第8—10对肋骨，与上一肋的软骨相连，从而间接与胸骨相连，所以被称作假肋。假肋可以轻易地扩张，帮助肺充气。

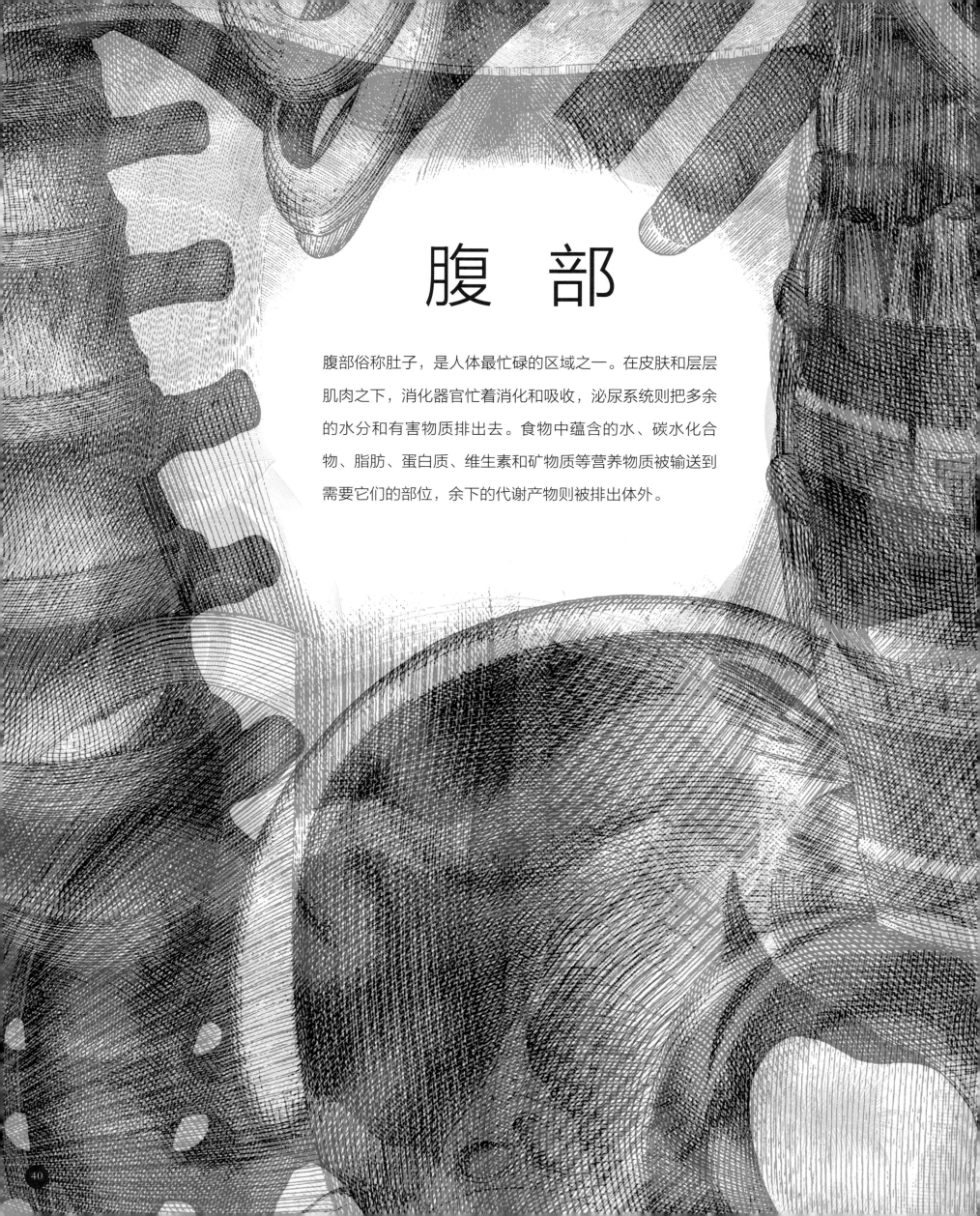

腹 部

腹部俗称肚子，是人体最忙碌的区域之一。在皮肤和层层肌肉之下，消化器官忙着消化和吸收，泌尿系统则把多余的水分和有害物质排出去。食物中蕴含的水、碳水化合物、脂肪、蛋白质、维生素和矿物质等营养物质被输送到需要它们的部位，余下的代谢产物则被排出体外。

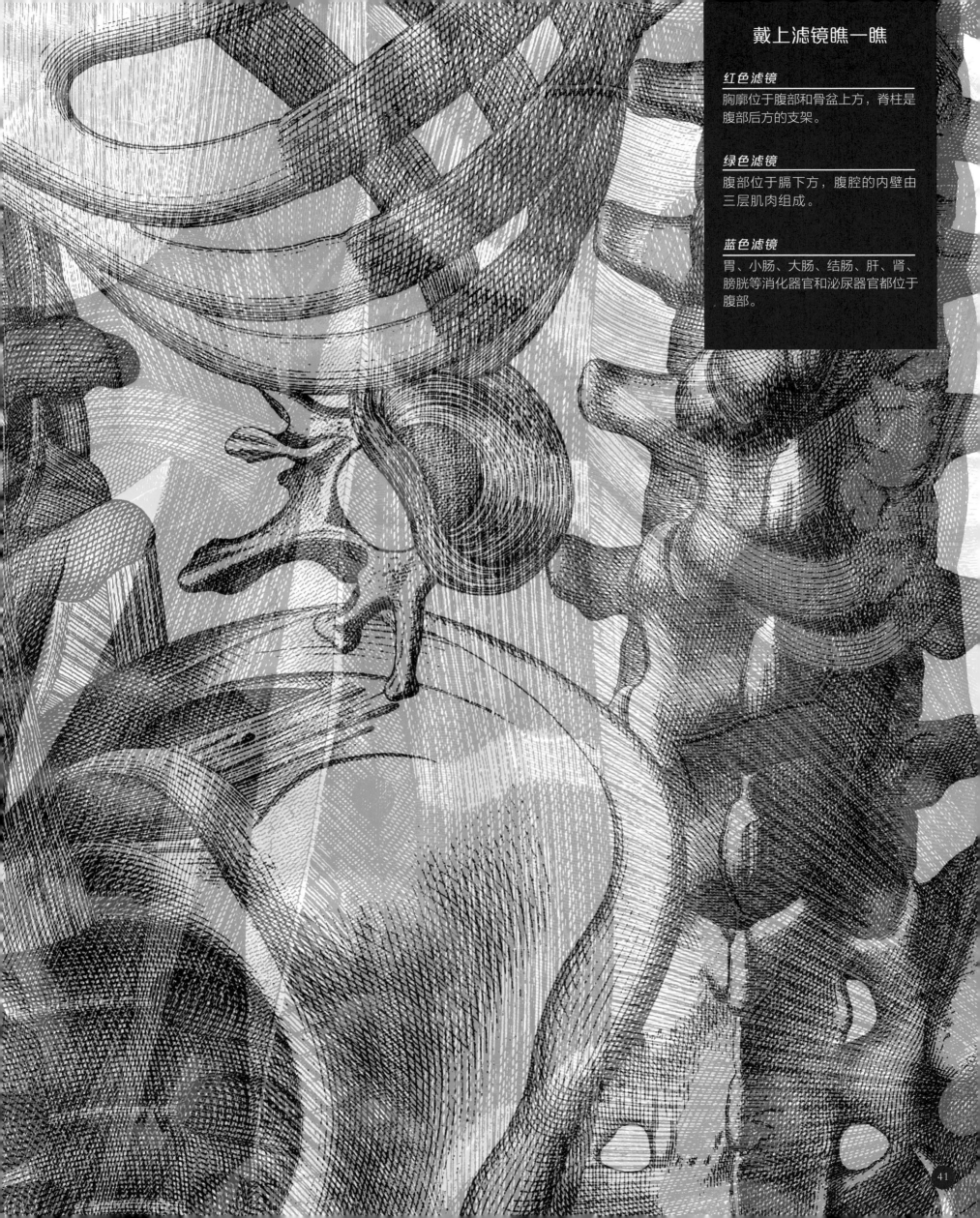

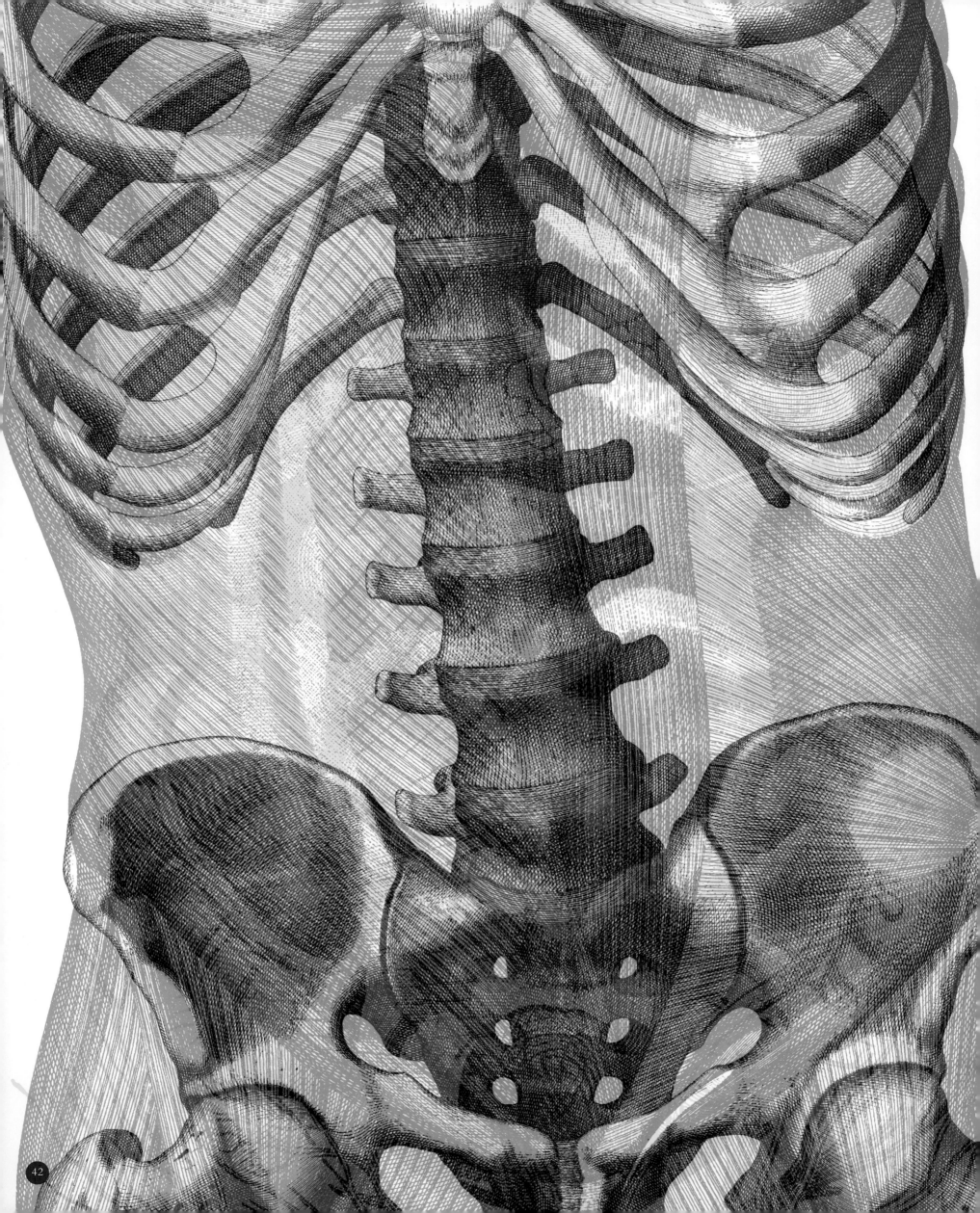

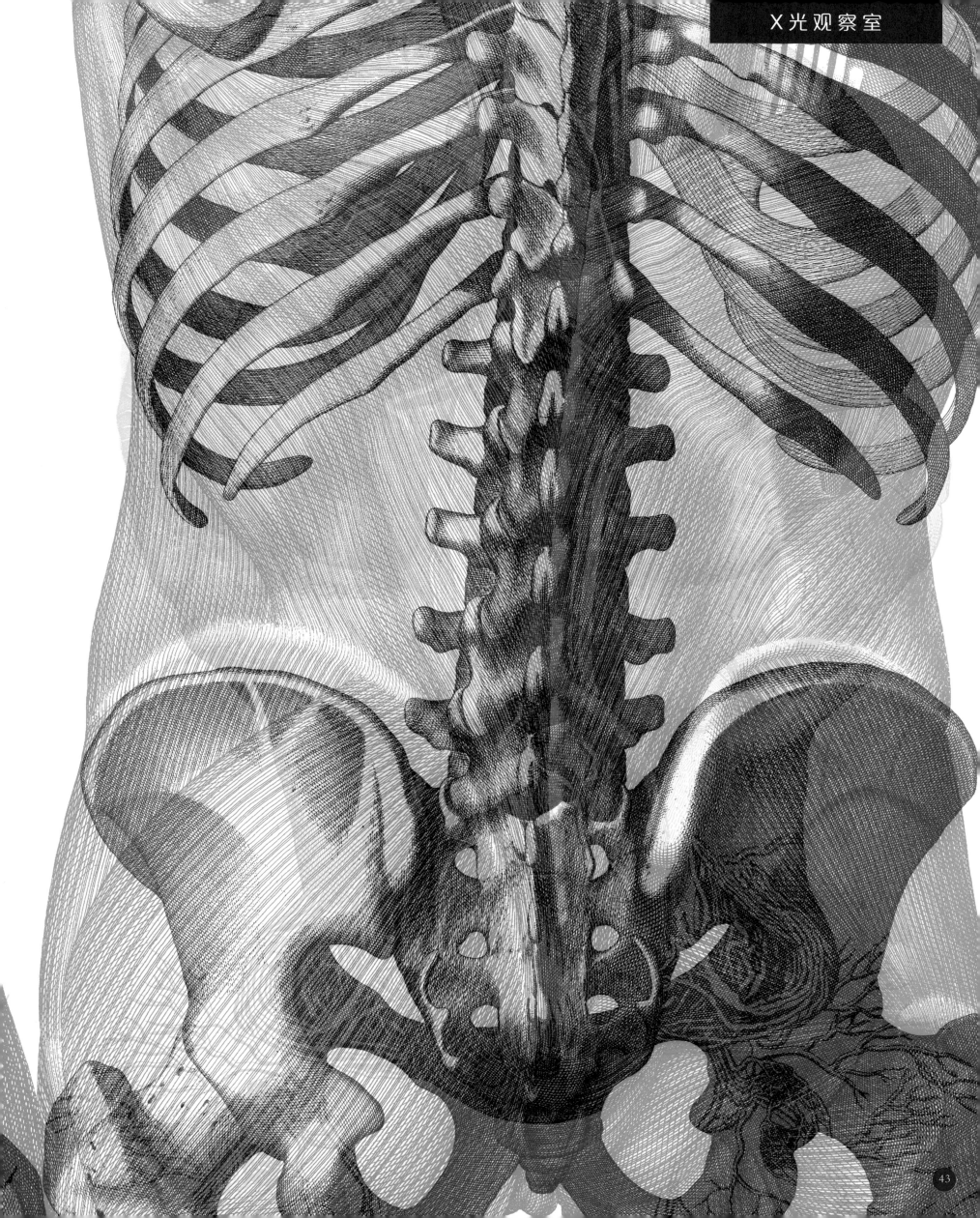

在你还没开始吃东西的时候，消化系统就已经在准备把食物分解、转换成身体所需的养分了。食物被你吞下去后，要在各种管道一样的消化器官中穿行9米长的距离。最后，人体无法利用的那些残余物质会以粪便的形式排出体外。

仔细研究下图中的消化系统，然后回到X光观察室，戴上蓝色滤镜看一看。

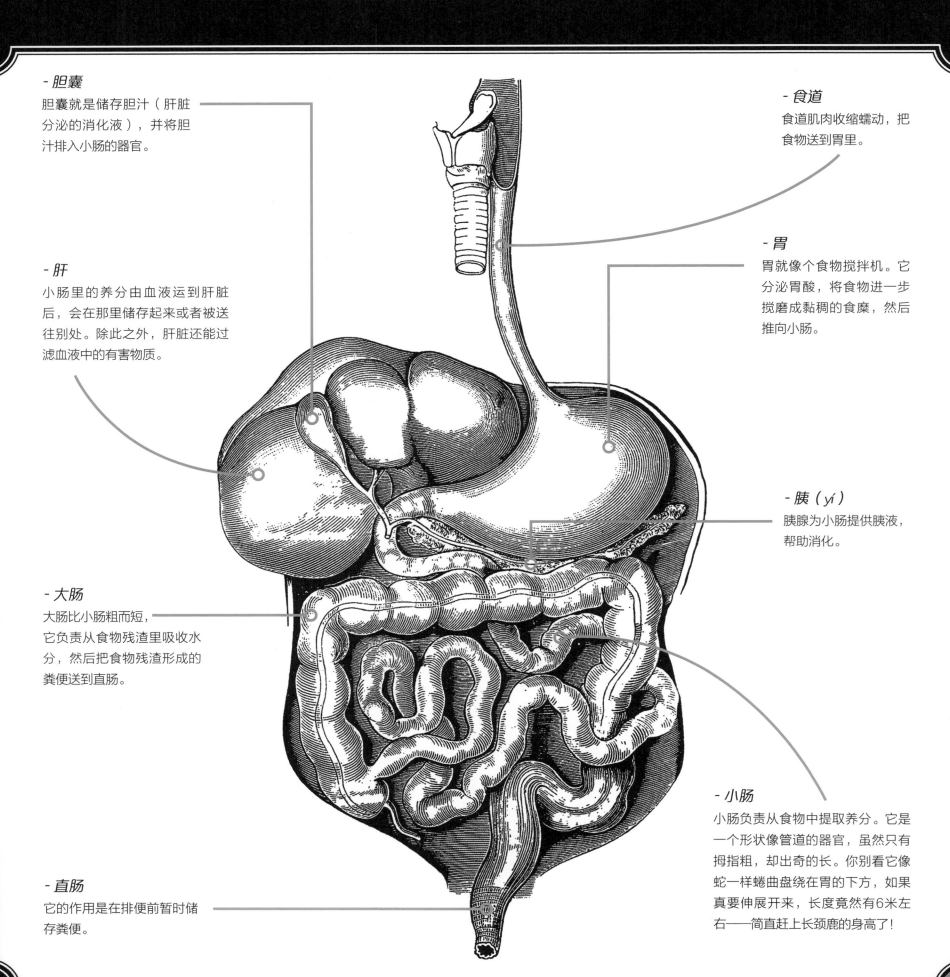

- 胆囊
胆囊就是储存胆汁（肝脏分泌的消化液），并将胆汁排入小肠的器官。

- 肝
小肠里的养分由血液运到肝脏后，会在那里储存起来或者被送往别处。除此之外，肝脏还能过滤血液中的有害物质。

- 大肠
大肠比小肠粗而短，它负责从食物残渣里吸收水分，然后把食物残渣形成的粪便送到直肠。

- 直肠
它的作用是在排便前暂时储存粪便。

- 食道
食道肌肉收缩蠕动，把食物送到胃里。

- 胃
胃就像个食物搅拌机。它分泌胃酸，将食物进一步搅磨成黏稠的食糜，然后推向小肠。

- 胰（yí）
胰腺为小肠提供胰液，帮助消化。

- 小肠
小肠负责从食物中提取养分。它是一个形状像管道的器官，虽然只有拇指粗，却出奇的长。你别看它像蛇一样蜷曲盘绕在胃的下方，如果真要伸展开来，长度竟然有6米左右——简直赶上长颈鹿的身高了！

泌尿系统的作用似乎再简单不过了：把喝进去的东西尿出来。可实际情况要稍微复杂一点儿。一对叫肾的器官控制着人体的水分总量，它们滤出多余的水分和无用的废物，以尿液的形式排出体外。

仔细研究下图中的泌尿系统，然后回到**X光观察室**，戴上**蓝色滤镜**看一看。

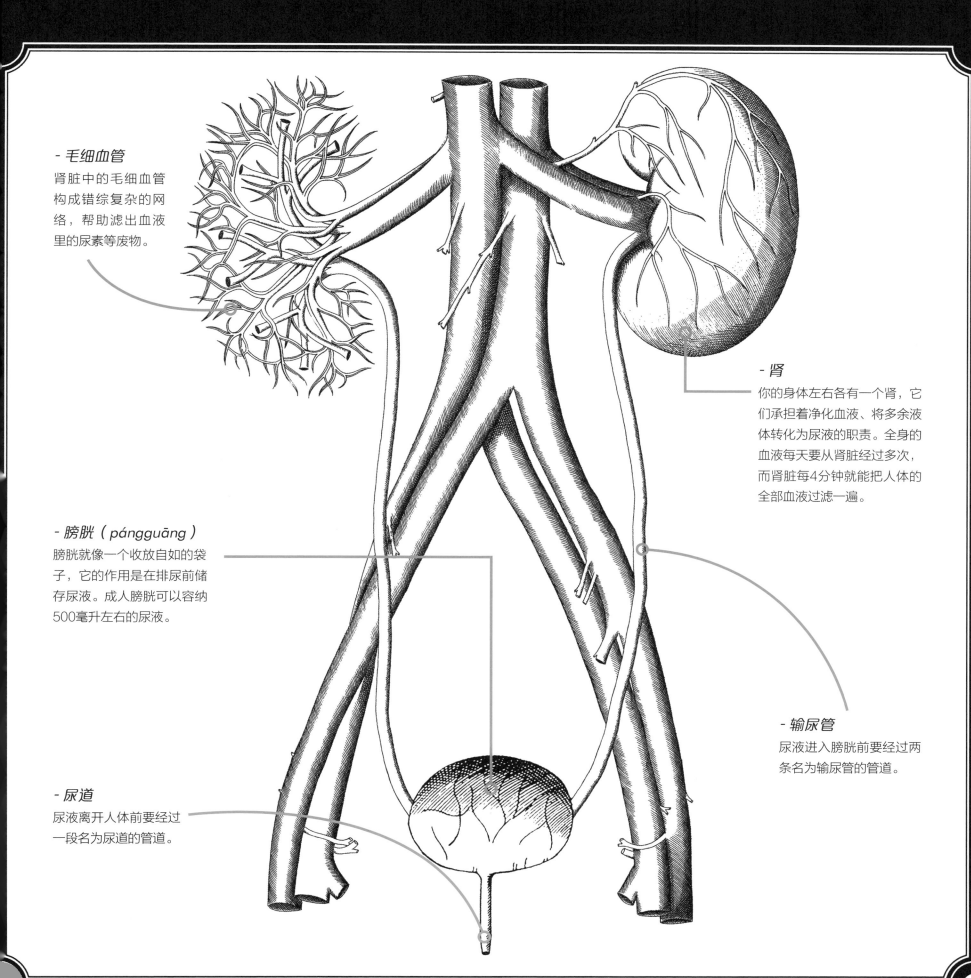

- 毛细血管
肾脏中的毛细血管构成错综复杂的网络，帮助滤出血液里的尿素等废物。

- 肾
你的身体左右各有一个肾，它们承担着净化血液、将多余液体转化为尿液的职责。全身的血液每天要从肾脏经过多次，而肾脏每4分钟就能把人体的全部血液过滤一遍。

- 膀胱（*pángguāng*）
膀胱就像一个收放自如的袋子，它的作用是在排尿前储存尿液。成人膀胱可以容纳500毫升左右的尿液。

- 输尿管
尿液进入膀胱前要经过两条名为输尿管的管道。

- 尿道
尿液离开人体前要经过一段名为尿道的管道。

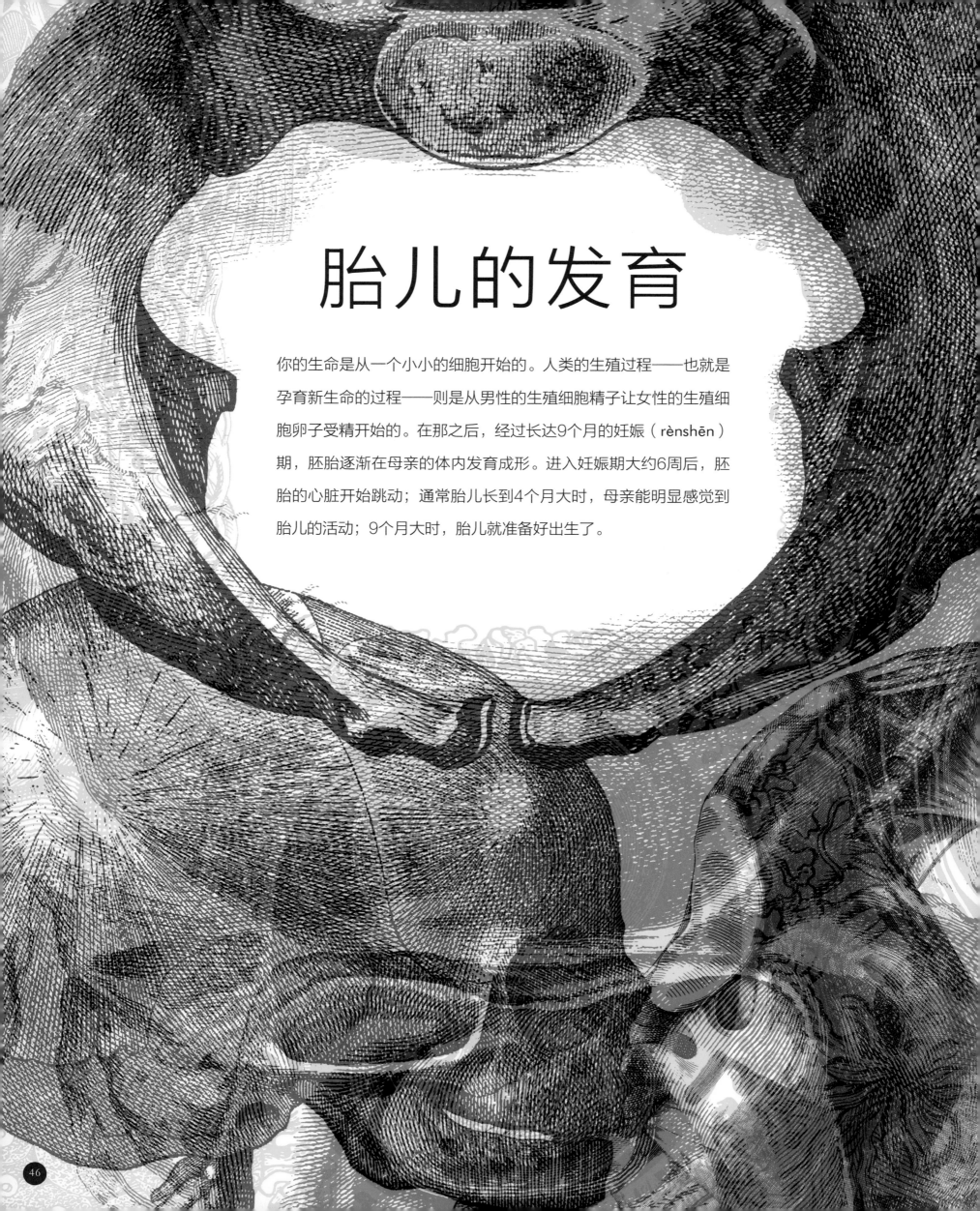

胎儿的发育

你的生命是从一个小小的细胞开始的。人类的生殖过程——也就是孕育新生命的过程——则是从男性的生殖细胞精子让女性的生殖细胞卵子受精开始的。在那之后，经过长达9个月的妊娠（rènshēn）期，胚胎逐渐在母亲的体内发育成形。进入妊娠期大约6周后，胚胎的心脏开始跳动；通常胎儿长到4个月大时，母亲能明显感觉到胎儿的活动；9个月大时，胎儿就准备好出生了。

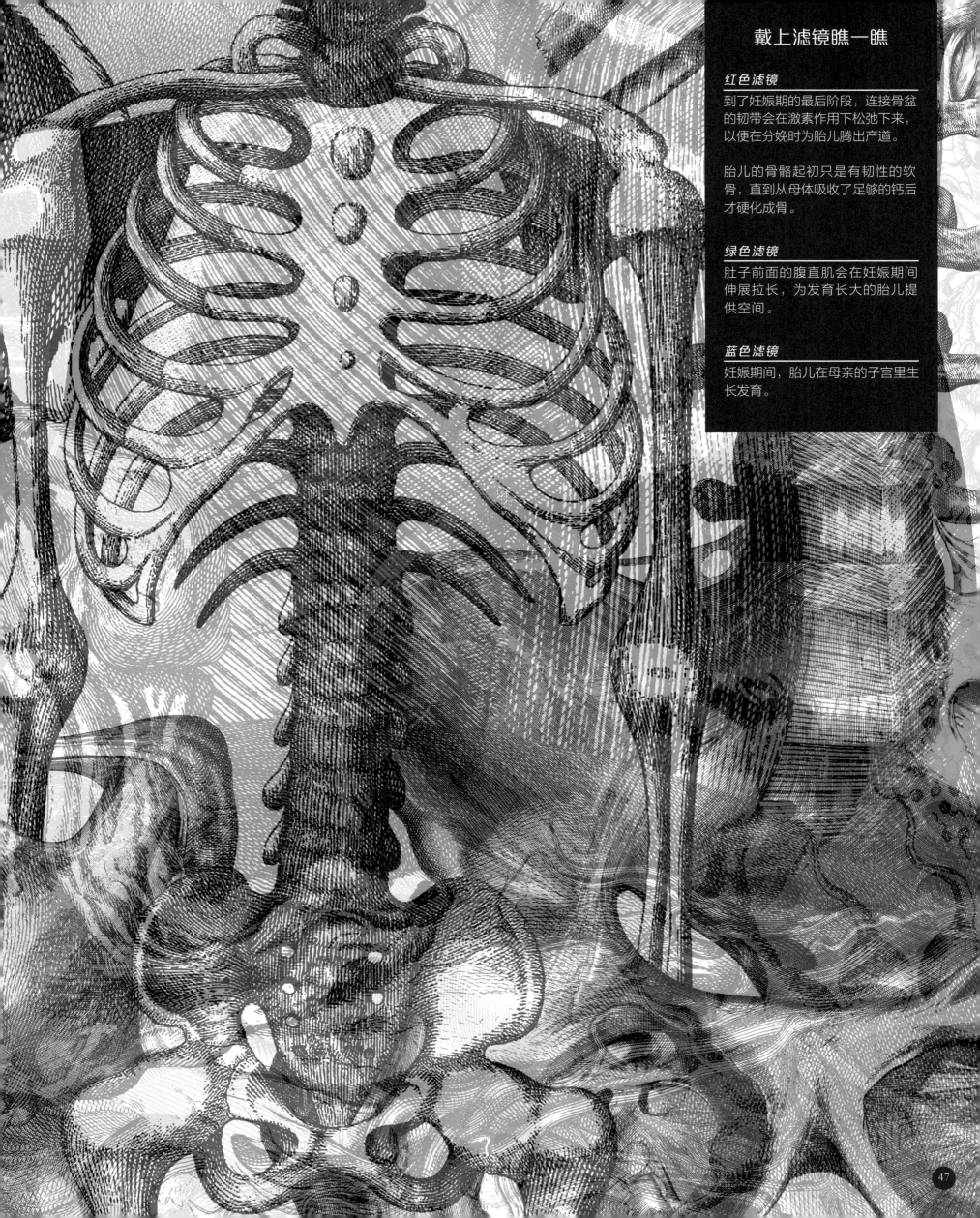

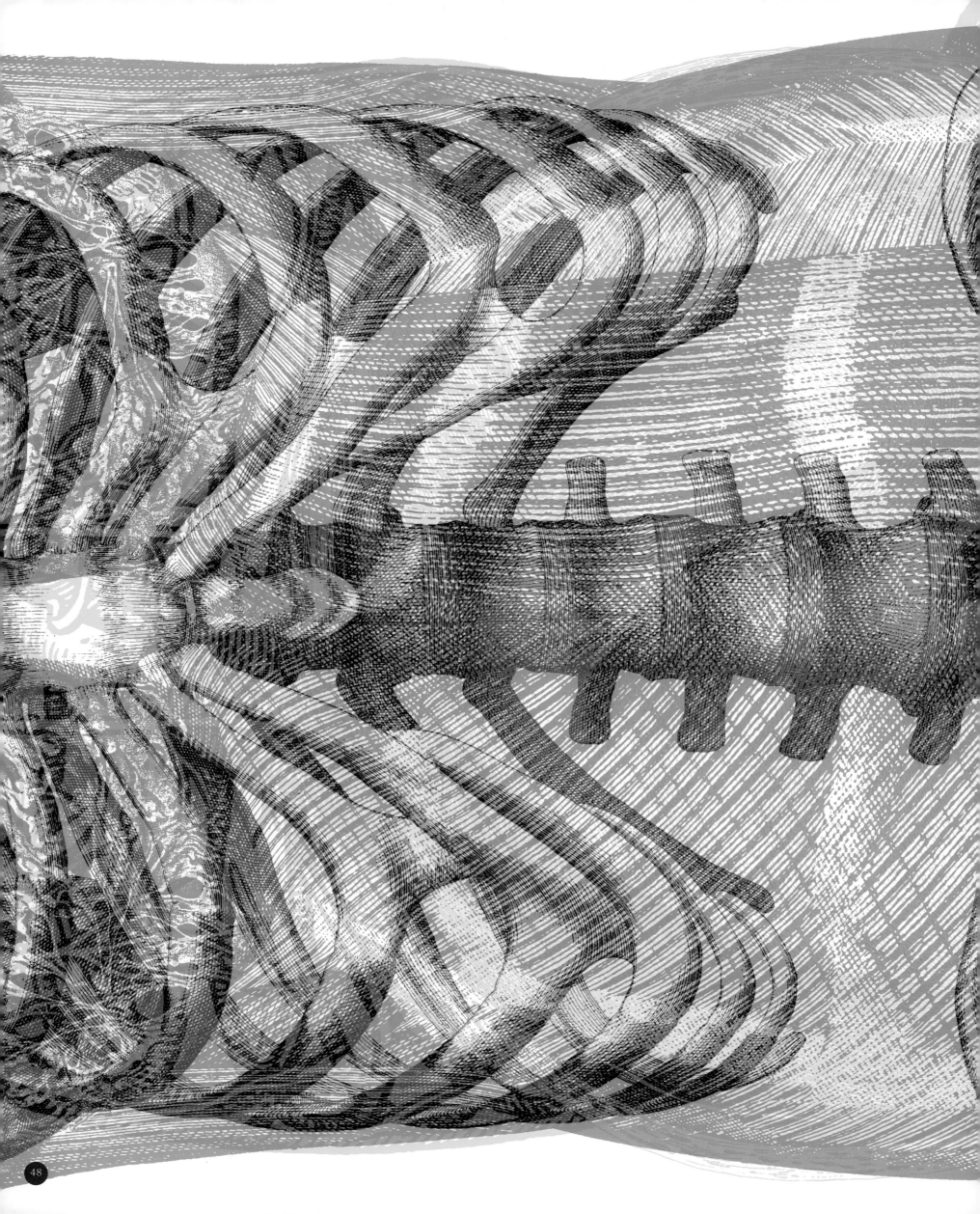

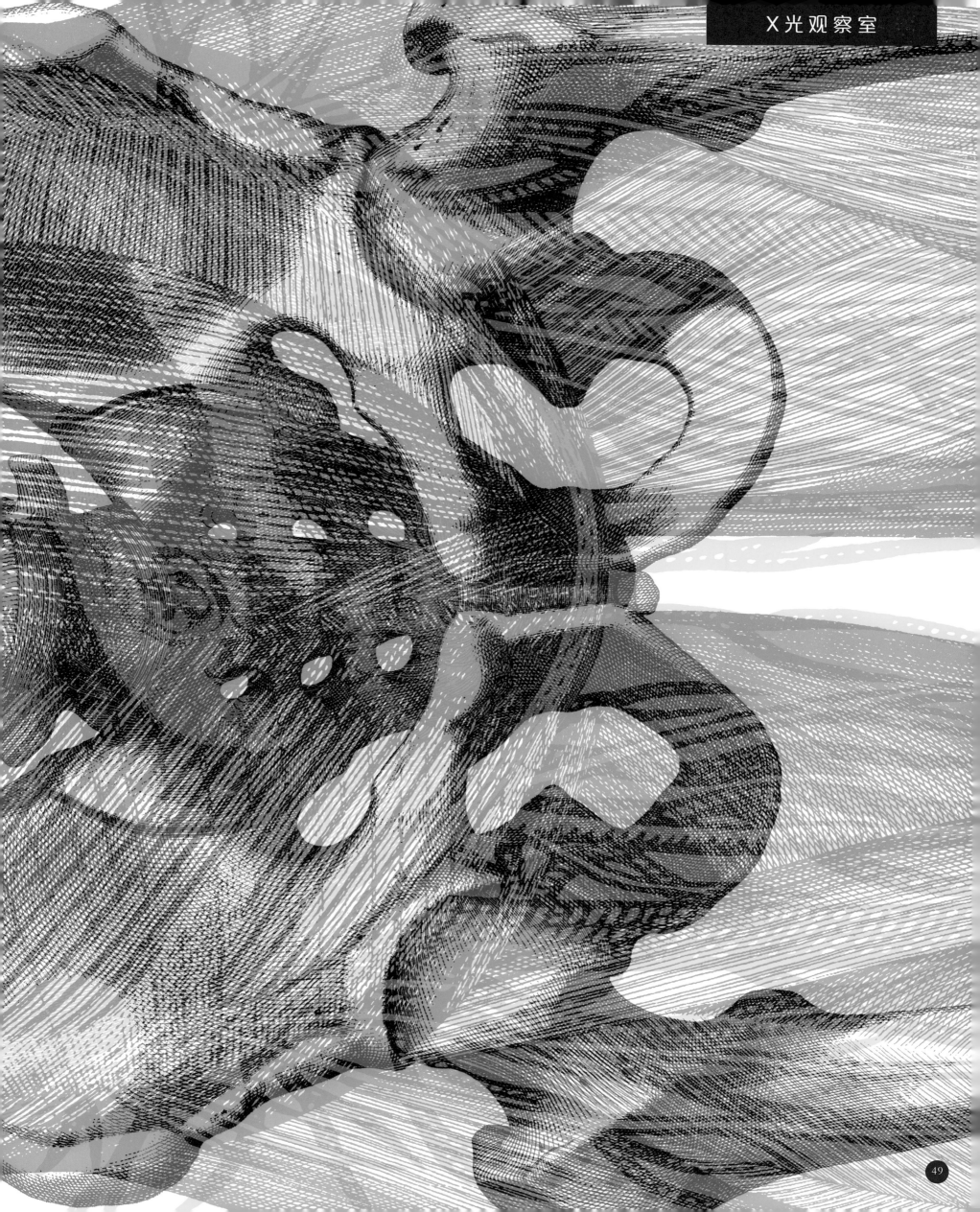

生 殖

人类的生殖过程是从男性的精子让女性的卵子受精开始的。男性排出名为精液的液体。这种液体含有无数的精子，它们进入阴道后，游动进入子宫，进而进入输卵管内向卵子游去。当其中一个精子排除万难进入卵子后，受精便完成了。随后，受精卵将会逐渐发育成胚胎。

仔细研究下图中的生殖系统，然后回到**X光观察室**，戴上**蓝色滤镜**看一看。

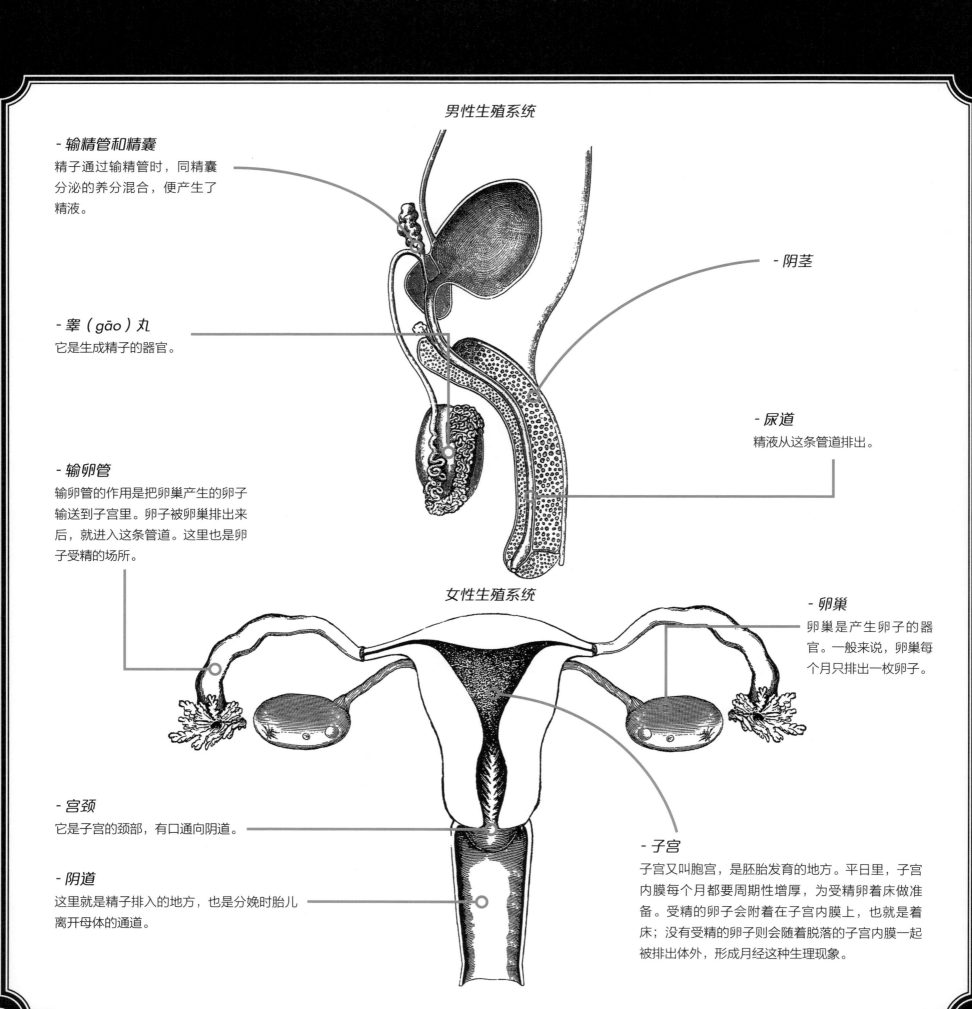

男性生殖系统

- 输精管和精囊
精子通过输精管时，同精囊分泌的养分混合，便产生了精液。

- 睾（gāo）丸
它是生成精子的器官。

- 阴茎

- 尿道
精液从这条管道排出。

- 输卵管
输卵管的作用是把卵巢产生的卵子输送到子宫里。卵子被卵巢排出来后，就进入这条管道。这里也是卵子受精的场所。

女性生殖系统

- 卵巢
卵巢是产生卵子的器官。一般来说，卵巢每个月只排出一枚卵子。

- 宫颈
它是子宫的颈部，有口通向阴道。

- 阴道
这里就是精子排入的地方，也是分娩时胎儿离开母体的通道。

- 子宫
子宫又叫胞宫，是胚胎发育的地方。平日里，子宫内膜每个月都要周期性增厚，为受精卵着床做准备。受精的卵子会附着在子宫内膜上，也就是着床；没有受精的卵子则会随着脱落的子宫内膜一起被排出体外，形成月经这种生理现象。

发育中的胎儿

受精卵在沿着输卵管向子宫移动的过程中，会分裂为2个细胞，然后分裂为4个细胞、8个细胞……体积越变越大。它在子宫里持续不断地分裂和分化，最终形成胚胎。胚胎依赖母体的营养才能存活，而这些营养是由母亲的血液通过一个叫胎盘的组织送来的。胎盘通过脐带与胎儿相连。胎儿出生后，要把脐带剪断。你的肚脐就是脐带留下的纪念。

仔细研究下图中的胎儿，然后回到**X光观察室**，戴上**蓝色滤镜**看一看。

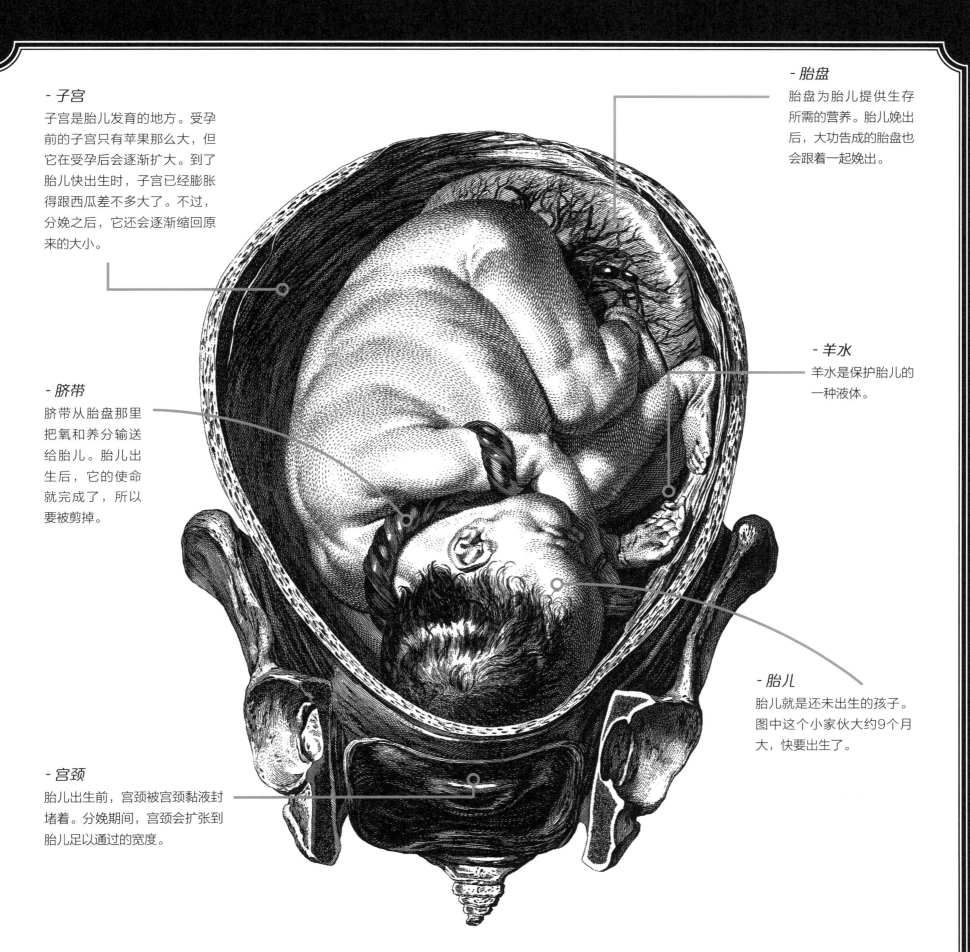

- 胎盘
胎盘为胎儿提供生存所需的营养。胎儿娩出后，大功告成的胎盘也会跟着一起娩出。

- 子宫
子宫是胎儿发育的地方。受孕前的子宫只有苹果那么大，但它在受孕后会逐渐扩大。到了胎儿快出生时，子宫已经膨胀得跟西瓜差不多大了。不过，分娩之后，它还会逐渐缩回原来的大小。

- 羊水
羊水是保护胎儿的一种液体。

- 脐带
脐带从胎盘那里把氧和养分输送给胎儿。胎儿出生后，它的使命就完成了，所以要被剪掉。

- 胎儿
胎儿就是还未出生的孩子。图中这个小家伙大约9个月大，快要出生了。

- 宫颈
胎儿出生前，宫颈被宫颈黏液封堵着。分娩期间，宫颈会扩张到胎儿足以通过的宽度。

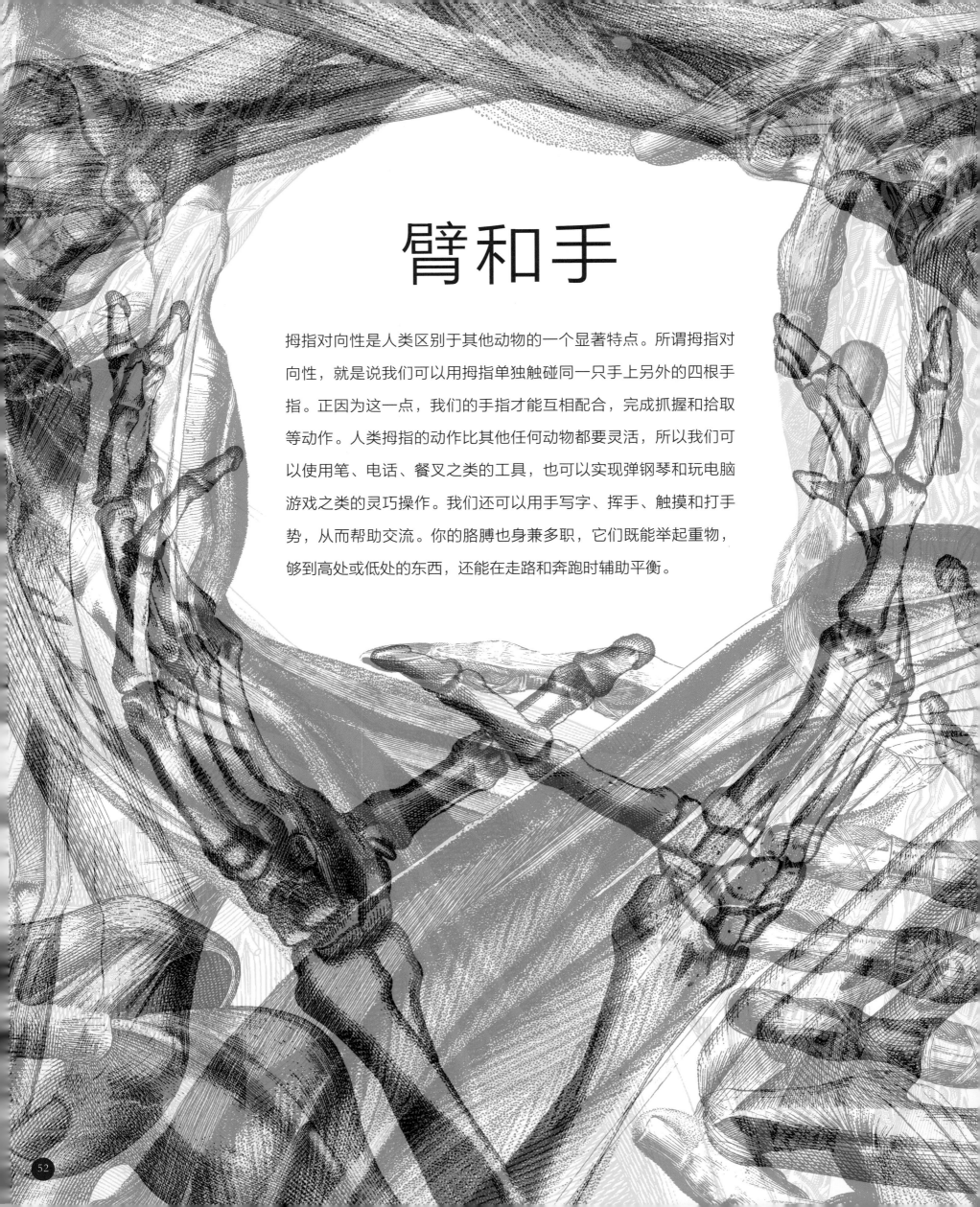

臂和手

拇指对向性是人类区别于其他动物的一个显著特点。所谓拇指对向性，就是说我们可以用拇指单独触碰同一只手上另外的四根手指。正因为这一点，我们的手指才能互相配合，完成抓握和拾取等动作。人类拇指的动作比其他任何动物都要灵活，所以我们可以使用笔、电话、餐叉之类的工具，也可以实现弹钢琴和玩电脑游戏之类的灵巧操作。我们还可以用手写字、挥手、触摸和打手势，从而帮助交流。你的胳膊也身兼多职，它们既能举起重物，够到高处或低处的东西，还能在走路和奔跑时辅助平衡。

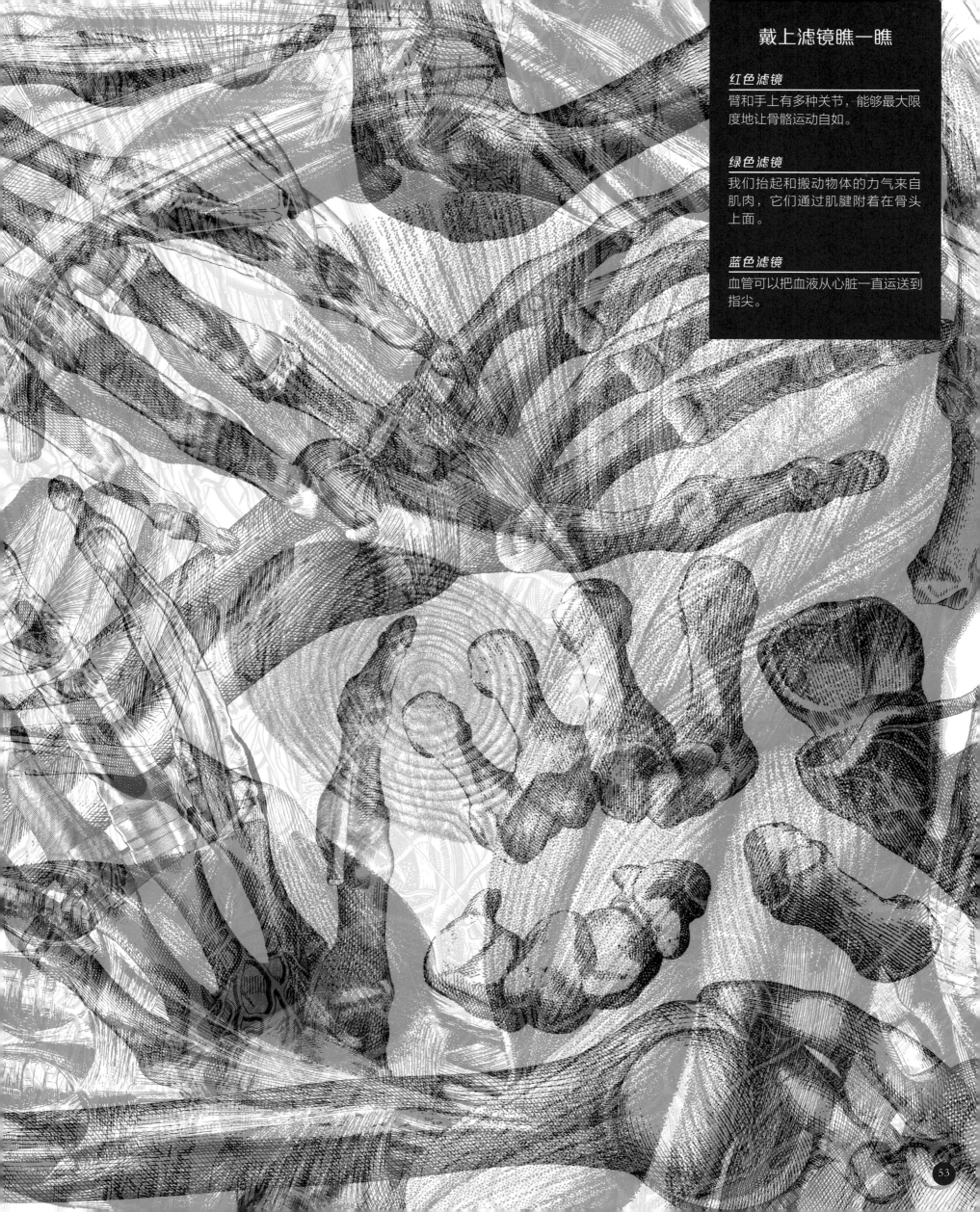

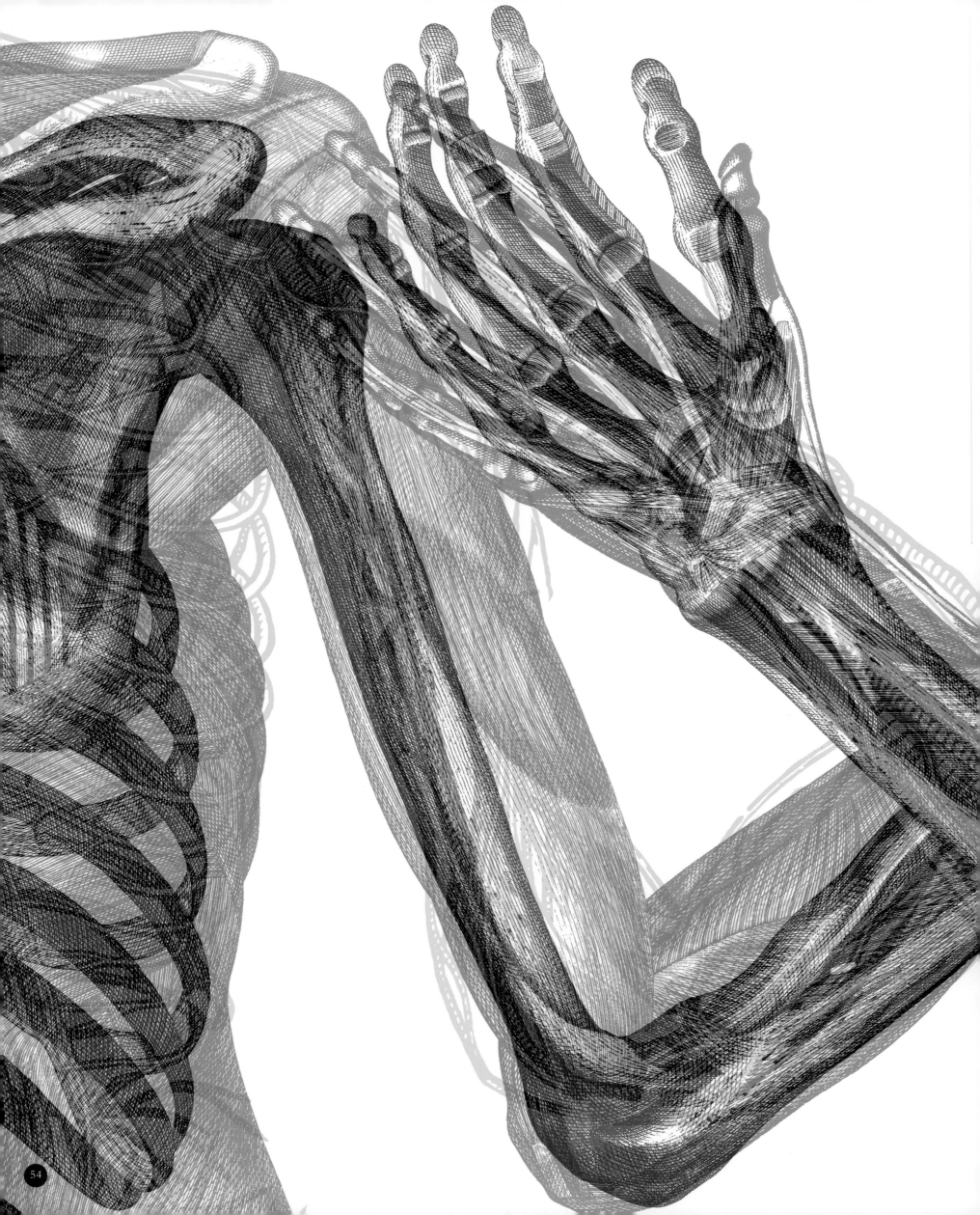

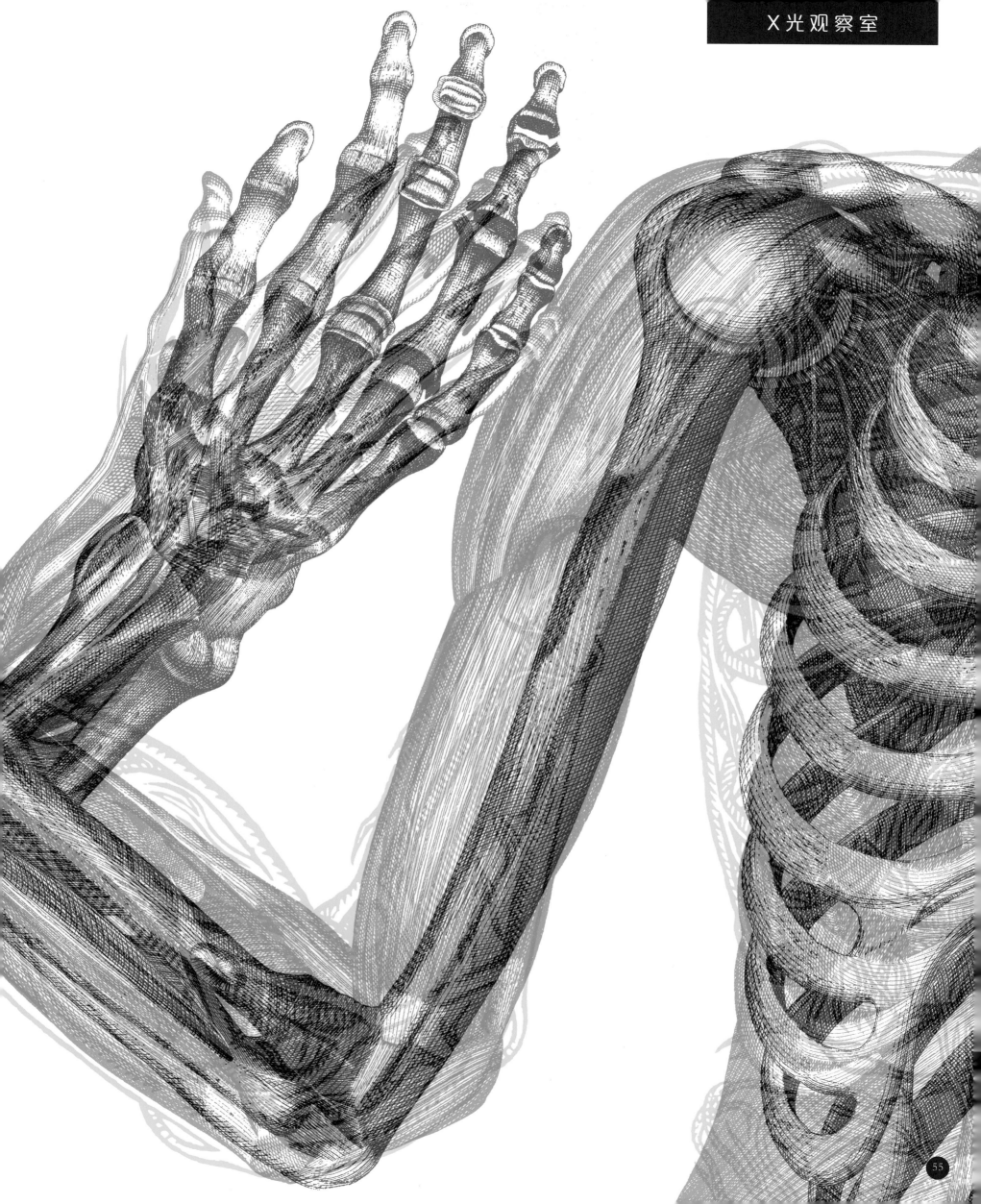

臂

我们的手臂必须足够强壮，才能做出搬重物和翻筋斗之类的动作。另外，它们还得胜任打字和画画之类兼具技巧和速度的任务。因此，手臂上的肌肉和骨骼要适应各种不同的工作。好在我们有肩关节、肘关节和腕关节，手臂几乎能向任何方向运动。

仔细研究下图中手臂的骨骼和肌肉，然后回到 **X光观察室**，分别戴上**红色滤镜**和**绿色滤镜**看一看。

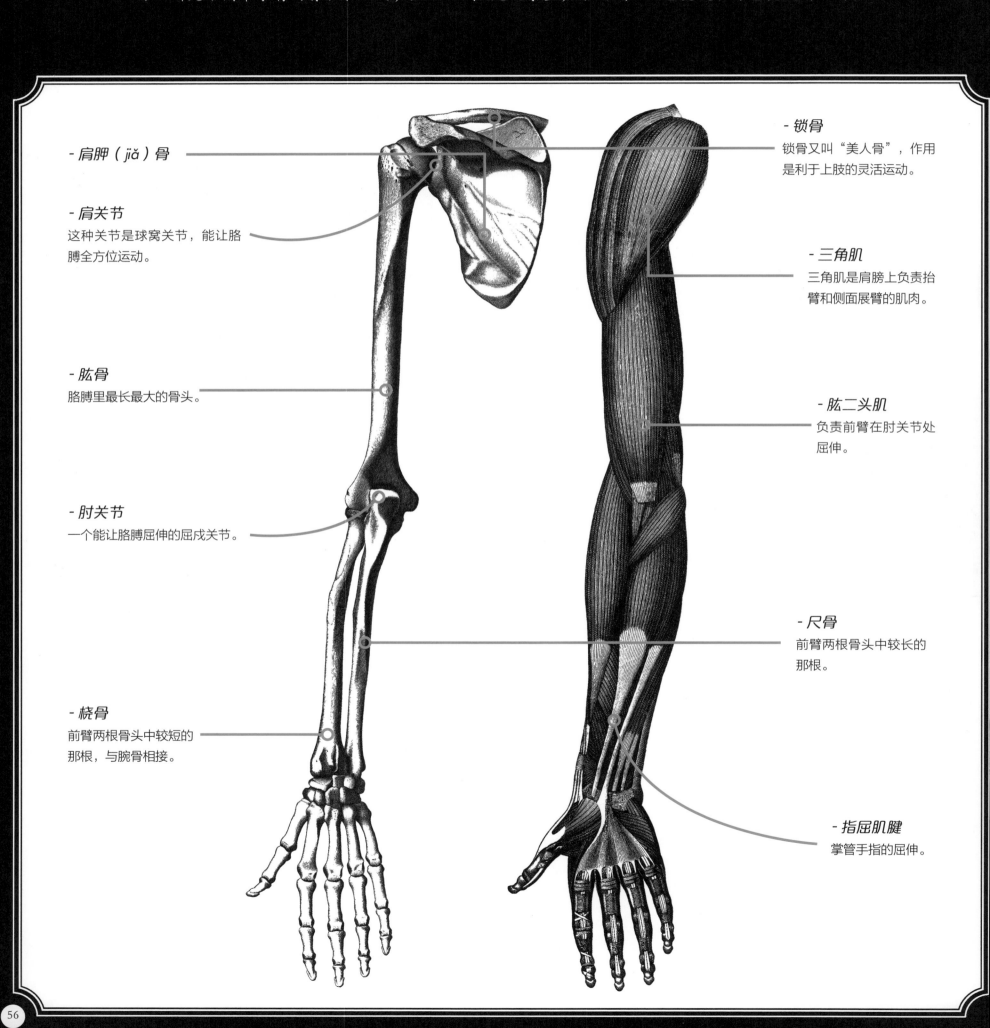

- 肩胛（jiǎ）骨

- 肩关节
这种关节是球窝关节，能让胳膊全方位运动。

- 肱骨
胳膊里最长最大的骨头。

- 肘关节
一个能让胳膊屈伸的屈戌关节。

- 桡骨
前臂两根骨头中较短的那根，与腕骨相接。

- 锁骨
锁骨又叫"美人骨"，作用是利于上肢的灵活运动。

- 三角肌
三角肌是肩膀上负责抬臂和侧面展臂的肌肉。

- 肱二头肌
负责前臂在肘关节处屈伸。

- 尺骨
前臂两根骨头中较长的那根。

- 指屈肌腱
掌管手指的屈伸。

我们随时随地都要用到手和手指，所以那些让它们动起来的肌肉可有的忙活了。大部分控制手部运动的肌肉都不在手部，而是位于前臂。你可以用一只手做伸屈的动作，把另一只手放在这条胳膊的前臂上，感受一下这些肌肉的运动。这些肌肉通过索状的肌腱与指骨相连，而手部的骨骼又通过多条韧带与腕骨相连。

仔细研究下图中的手部骨骼，然后回到**X光观察室**，戴上**红色滤镜**看一看。

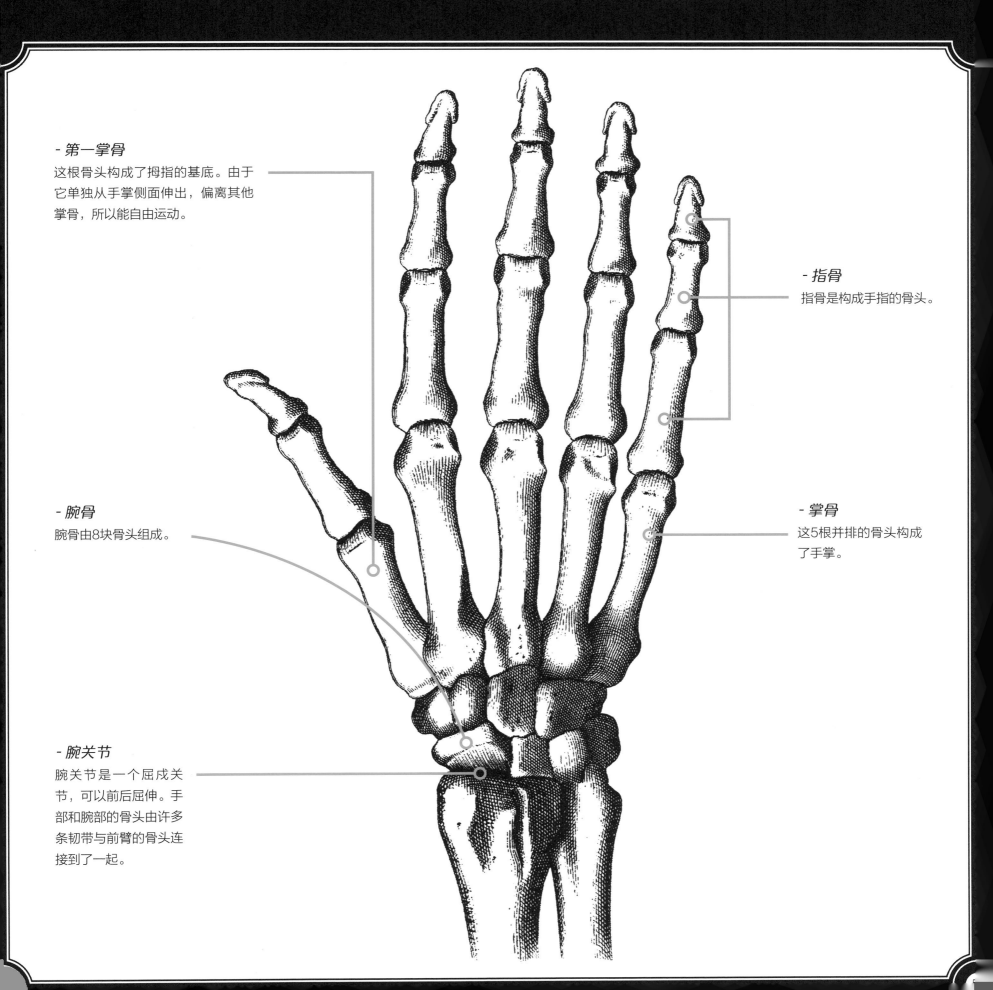

- 第一掌骨
这根骨头构成了拇指的基底。由于它单独从手掌侧面伸出，偏离其他掌骨，所以能自由运动。

- 指骨
指骨是构成手指的骨头。

- 腕骨
腕骨由8块骨头组成。

- 掌骨
这5根并排的骨头构成了手掌。

- 腕关节
腕关节是一个屈戌关节，可以前后屈伸。手部和腕部的骨头由许多条韧带与前臂的骨头连接到了一起。

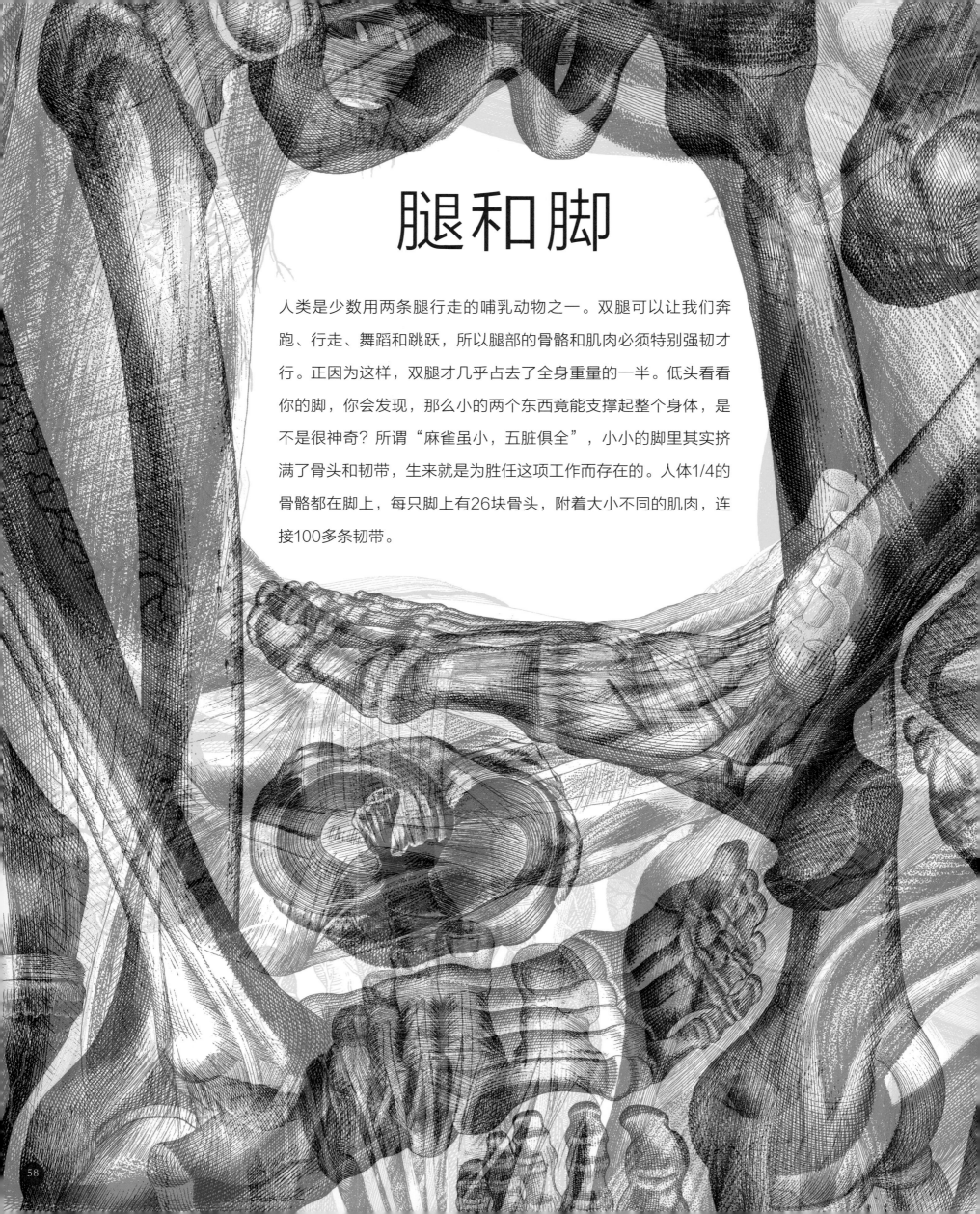

腿和脚

人类是少数用两条腿行走的哺乳动物之一。双腿可以让我们奔跑、行走、舞蹈和跳跃，所以腿部的骨骼和肌肉必须特别强韧才行。正因为这样，双腿才几乎占去了全身重量的一半。低头看看你的脚，你会发现，那么小的两个东西竟能支撑起整个身体，是不是很神奇？所谓"麻雀虽小，五脏俱全"，小小的脚里其实挤满了骨头和韧带，生来就是为胜任这项工作而存在的。人体1/4的骨骼都在脚上，每只脚上有26块骨头，附着大小不同的肌肉，连接100多条韧带。

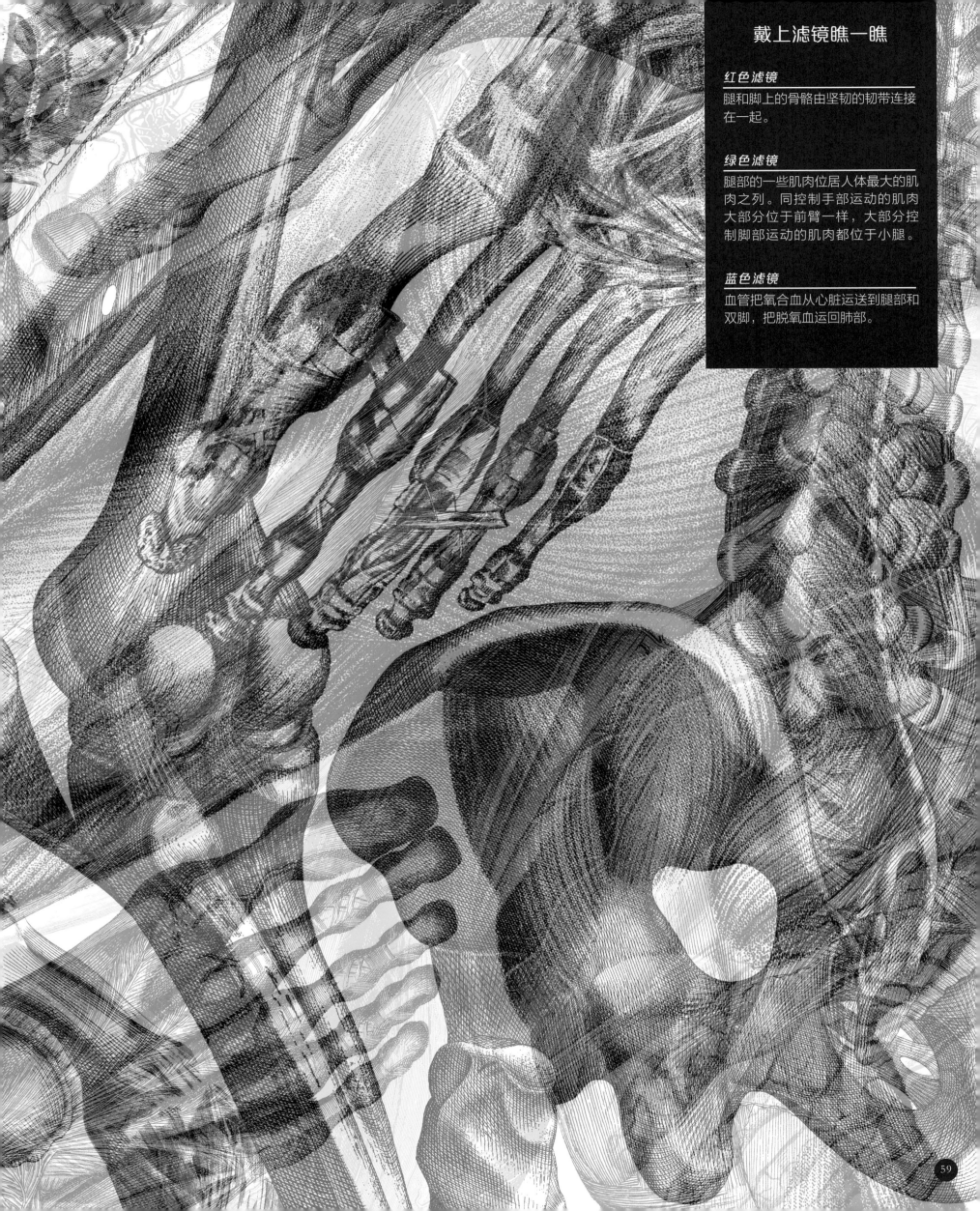

戴上滤镜瞧一瞧

红色滤镜
腿和脚上的骨骼由坚韧的韧带连接在一起。

绿色滤镜
腿部的一些肌肉位居人体最大的肌肉之列。同控制手部运动的肌肉大部分位于前臂一样，大部分控制脚部运动的肌肉都位于小腿。

蓝色滤镜
血管把氧合血从心脏运送到腿部和双脚，把脱氧血运回肺部。

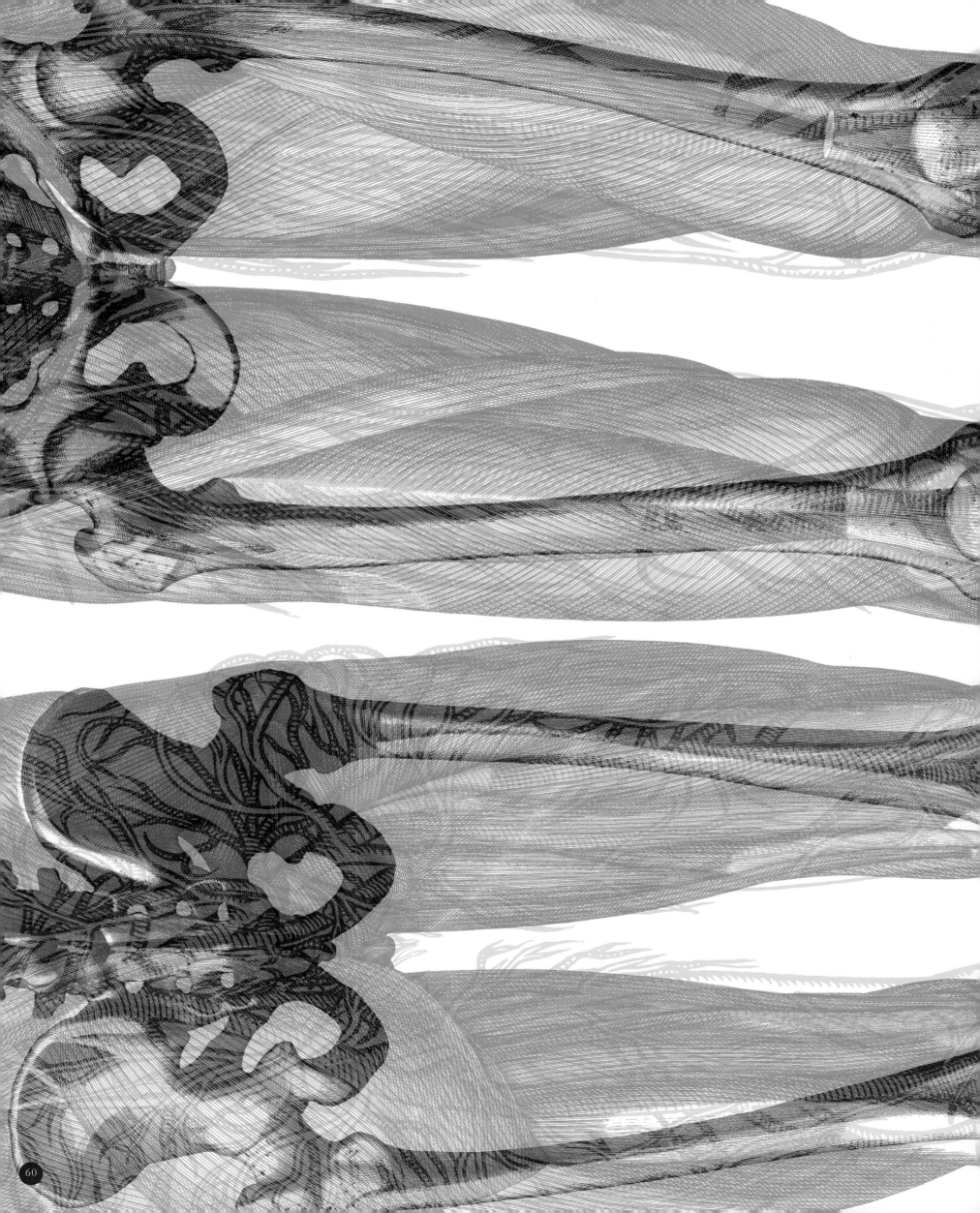

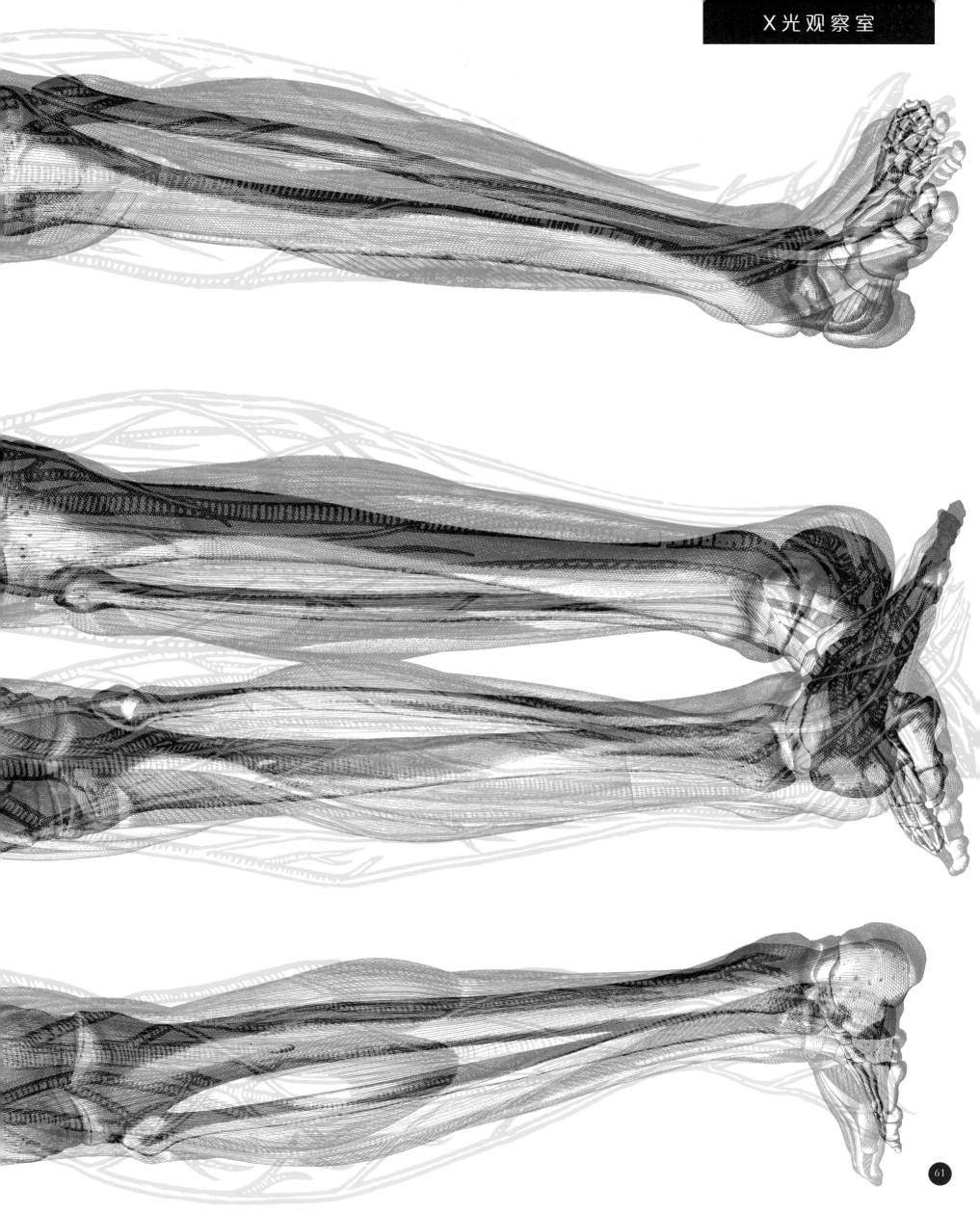

腿部拥有人体最长的骨头、最大的肌肉和最大的关节。每条腿都由4根骨头构成，3个重要的关节将它们连接在一起：让你朝任意方向活动腿的髋（kuān）关节，让你屈膝的膝关节，以及让你转动脚的踝关节。

仔细研究下图中腿部的骨骼和肌肉，然后回到**X光观察室**，分别戴上**红色滤镜**和**绿色滤镜**看一看。

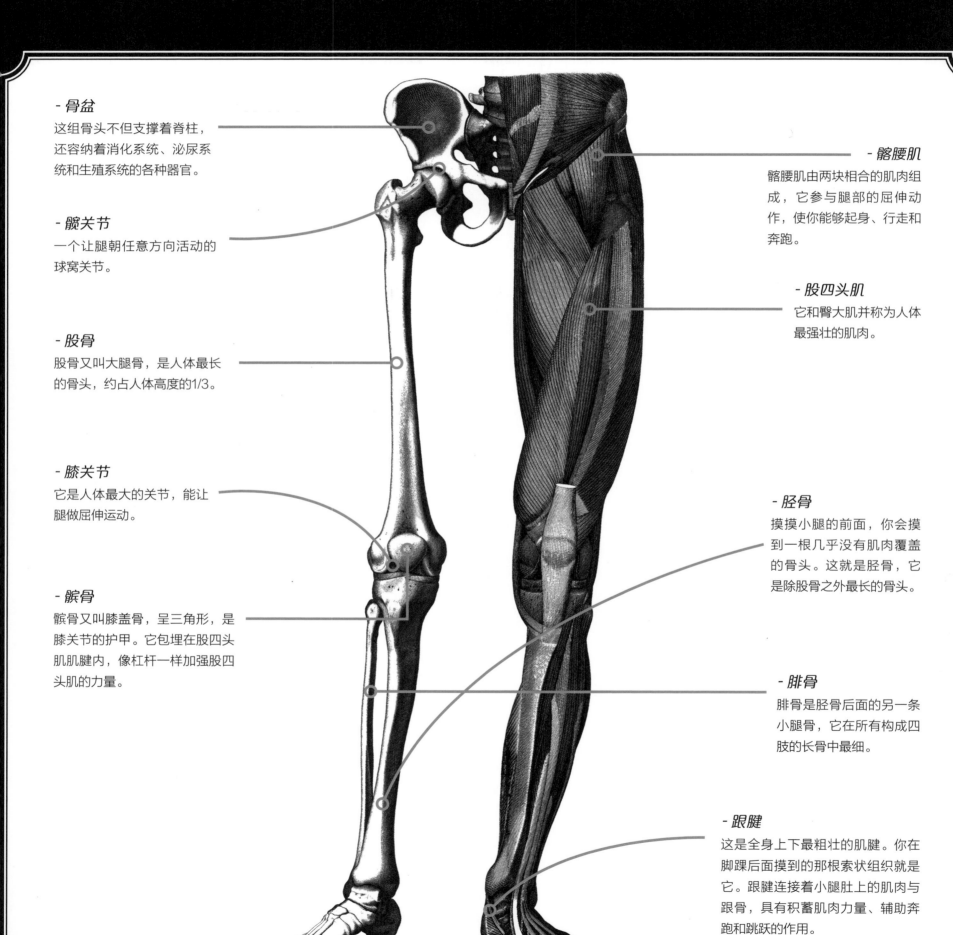

- 骨盆

这组骨头不但支撑着脊柱，还容纳着消化系统、泌尿系统和生殖系统的各种器官。

- 髋关节

一个让腿朝任意方向活动的球窝关节。

- 股骨

股骨又叫大腿骨，是人体最长的骨头，约占人体高度的1/3。

- 膝关节

它是人体最大的关节，能让腿做屈伸运动。

- 髌骨

髌骨又叫膝盖骨，呈三角形，是膝关节的护甲。它包埋在股四头肌肌腱内，像杠杆一样加强股四头肌的力量。

- 髂腰肌

髂腰肌由两块相合的肌肉组成，它参与腿部的屈伸动作，使你能够起身、行走和奔跑。

- 股四头肌

它和臀大肌并称为人体最强壮的肌肉。

- 胫骨

摸摸小腿的前面，你会摸到一根几乎没有肌肉覆盖的骨头。这就是胫骨，它是除股骨之外最长的骨头。

- 腓骨

腓骨是胫骨后面的另一条小腿骨，它在所有构成四肢的长骨中最细。

- 跟腱

这是全身上下最粗壮的肌腱。你在脚踝后面摸到的那根索状组织就是它。跟腱连接着小腿肚上的肌肉与跟骨，具有积蓄肌肉力量、辅助奔跑和跳跃的作用。

人类的脚和腿至！用，所以光靠双脚就能支撑起全身的重量。个过，脚部骨骼都，韧带紧紧束缚住为行走服务的位置上，导致脚趾无法像手指那样运动自如。大部分控制脚部运动的肌肉都长在小腿上。

仔细研究下图中脚部的骨骼，然后回到X光观察室，戴上**红色滤镜**看一看。

大趾
大趾由2块骨头组成，其余脚趾则由3块骨头组成。

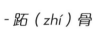

跖（zhí）骨
位于脚掌前端的长骨。

趾骨
构成脚趾的骨头。

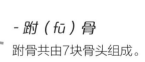

跗（fū）骨
跗骨共由7块骨头组成。

跟骨
跟骨位于脚的后下部，构成脚跟。脚跟是个必须经得住重压的部位。就拿奔跑来说，脚跟那时承受的压力相当于全身重量的8倍。

图书在版编目（CIP）数据

探秘人体 / （英）凯特·戴维斯著 ；（意）卡诺维斯
凯工作室绘；陈宇飞译 . -- 北京：中信出版社，
2018.6 （2022.8重印）
　书名原文：Illumanatomy
　ISBN 978-7-5086-8532-8

　Ⅰ . ①探… Ⅱ . ①凯… ②卡… ③陈… Ⅲ . ①人体 –
少儿读物 Ⅳ . ① R32-49

中国版本图书馆 CIP 数据核字 (2018) 第 007770 号

探秘人体

著　　者：[英] 凯特·戴维斯
绘　　者：[意] 卡诺维斯凯工作室
译　　者：陈宇飞
出版发行：中信出版集团股份有限公司
　　　　　（北京市朝阳区惠新东街甲 4 号富盛大厦 2 座　邮编　100029）
承 印 者：当纳利（广东）印务有限公司

开　　本：635mm×700mm　1/8　　　　印　张：8　　　　字　数：54 千字
版　　次：2018 年 6 月第 1 版　　　　印　次：2022 年 8 月第 6 次印刷
京权图字：01-2018-0376
书　　号：ISBN 978-7-5086-8532-8
定　　价：128.00 元

策划出品：中信童书
策划编辑：于　姝　　　　　　　　　　责任编辑：陈晓丹
营销编辑：张　超　李雅希　王姜玉珏　　美术编辑：佟　坤
出版发行：中信出版集团股份有限公司

版权所有·侵权必究
有印刷装订质量问题，本公司负责调换。
服务热线：400-600-8099
投稿邮箱：author@citicpub.com

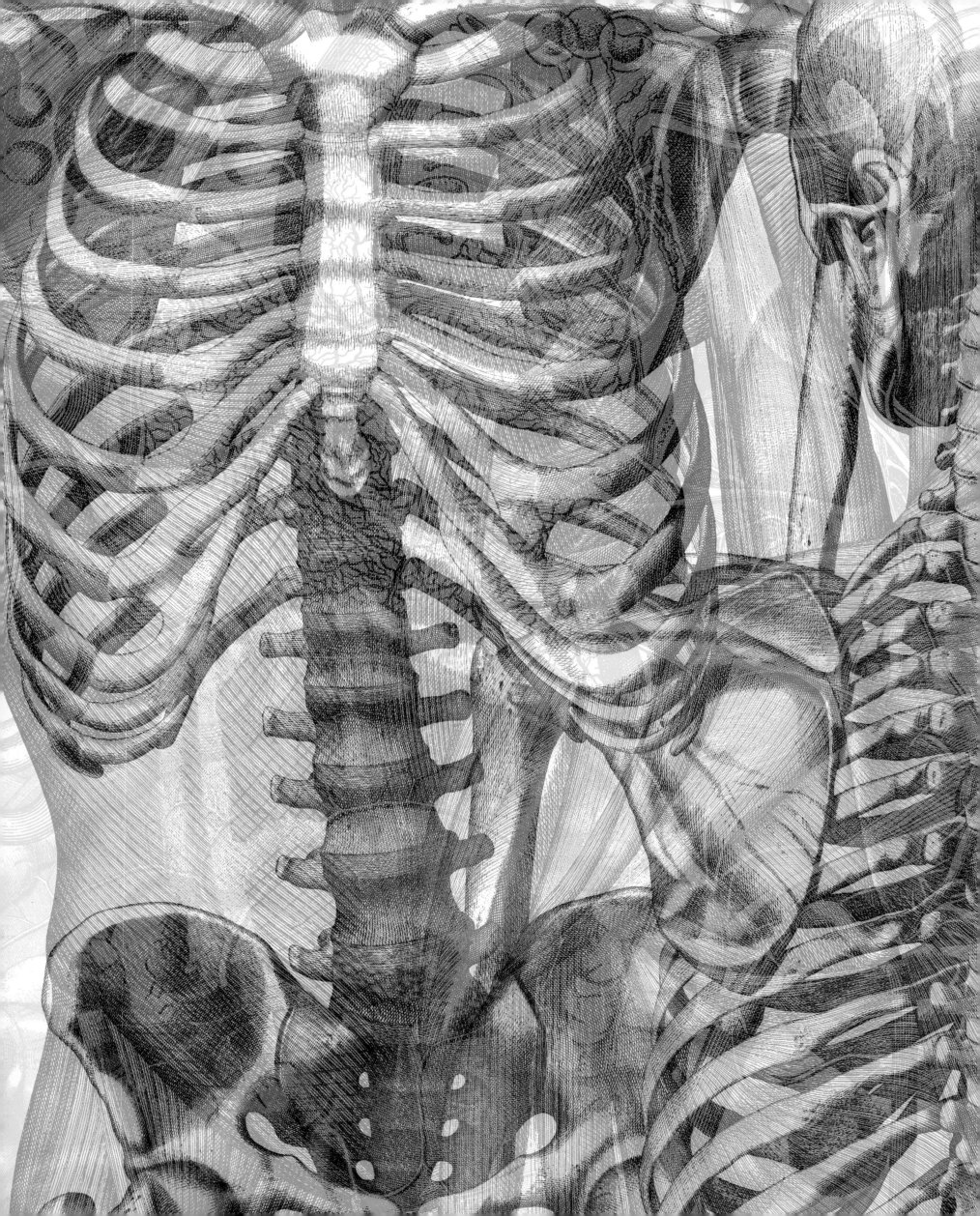